치매 학교

'누가백활' 졸업장 주는
노후의 새로운 패러다임

김시효 지음

치매학교

공감

너무나 안타까운 일입니다.

진료하다 보면 정말 안타까울 때가 있습니다. 치매 환자를 볼 때마다 느끼는 감정입니다. 어쩔 수 없는 유전병으로 일찍 치매가 되기도 합니다. 하지만, 대부분은 잘못된 식습관, 생활 습관과 환경으로 치매가 빨리 생깁니다. 다르게 이야기하면 바른 식습관, 생활 습관과 환경관리로 치매를 늦추거나 막을 수 있다는 이야기입니다. 이런 예방 노력에 적극적인 뇌세포재활치료를 겸한다면 얼마든지 치매를 막을 수 있으며 치매의 진행도 많이 늦출 수 있습니다.

그런데 왜 안타까운 마음이 들까요? 바로 소중한 때를 놓쳤기 때문입니다. 치매가 되면 이런 예방 노력과 뇌세포재활치료에 반응하는 뇌세포가 너무나도 많이 줄어든 상태입니다. 치매가 진행할수록 점점 더 빠르게 이런 뇌세포는 줄어듭니다.

치매를 빨리 치료해야 하는 것은 많이 강조되지만 치매가 되기 전부터 치료해야 한다는 중요한 사실은 강조되지 않고 있습니다. 이런 안타까운 인식을 바꾸기 위한 글입니다.

'지금, 나의 뇌는 어디쯤 가고 있을까?'를 왜 생각해 봐야 할까요?

사람들은 치매를 '늙어서 걸리는 병'이라고 생각합니다. 하지만 저는 40년간 진료실에서 그리고 25년간 한의학과 양의학을 융합한 관점에서 환자들을 보며 깨달았습니다. 치매는 갑자기 걸리는 병이 아닙니다. 치매는 20대부터 조용히 터를 닦고, 40대에 싹이 자라고, 50~60대에 꽃이 피고, 70~80대에 비로소 열매가 맺힐 뿐입니다.

우리는 그동안 너무 늦게 깨닫고 있었습니다. 기억력이 떨어지거나, 잠이 안 오거나, 감정 기복이 생기거나, 피곤하고 집중이 안 되는 순간을 대부분 "나이 들어서 그렇지"라고 넘겼습니다. 하지만 그 작은 변화 하나하나가 사실은 뇌가 보내는 은밀한 신호일지도 모릅니다. 나의 뇌는 지금 어디쯤 지나가고 있을까요?

치매는 한순간에 오지 않습니다.

치매는 어느 날 갑자기 생기지 않습니다. MRI나 인지검사 그리고 혈액검사에서 정상이라고 나오는 동안에도 뇌 안에서는 작지만 많은 변화가 벌어지고 있습니다.

활성 산소가 조직을 야금야금 녹슬게 하고, 미세염증이 조용히 쌓이고, 장 건강이 나빠지면서 뇌의 염증 반응을 촉진하고, 혈관이 조금씩 굳어지며, 호르몬이 무너져 뇌의 에너지 대사가 부족해지고, 스트레스가 뇌를 서서히 말려 죽입니다.

그리고 언제부터인지 우리는 어제 만난 사람의 이름이 생각나지 않고, 물건을 어디 두었는지 기억이 나지 않아 남을 의심하기 시작합니다. 때로는 이유 없이 화가 치밀기도 합니다.

이때 사람들은 "건망증이겠지"라는 말로 자신을 위로하거나 자신을 무시한다고 생각합니다. 하지만 이럴 때는 벌써 경도인지장애나 치매로 진행된 상태입니다. 치매는 대체로 단순 건망증, 주관적 인지저하, 경도인지장애를 거쳐 치매가 됩니다. 치매는 한순간에 갑자기 걸리는 병이 아니고 오랜 세월에 걸쳐 치매가 되는 병입니다.

뇌는 늙지 않습니다.
관리하지 않아서 망가질 뿐입니다.

놀라운 사실이 있습니다. 일부 예외가 있지만, 뇌세포는 죽으면 다시 태어나지 않습니다. 반면에 뇌의 회복력과 연결력, 즉 뇌 가소성은 평생 유지됩니다. 뇌세포는 재활할 수 있습니다. 그러니 늦은 것 같은 순간에도 회복의 길은 열려 있습니다.

단순하지만 강력한 습관과 루틴이 모이면, 죽어 가는 뇌세포를 살리고 신경세포의 연결이 복구되면서 뇌의 기능을 되돌릴 수 있습니다. 30분 걷기, 단 음식 줄이기, 충분한 휴식과 수면, 장 건강 회복, 미네랄·비타민·항산화제 보충, 좋은 기름 선택, 필요한 단백질의 충분한 섭취, 적정량의 식이섬유 섭취는 물론 다양한 뇌 자극과 충분한 휴식과 수면 같은 루틴입니다.

예방 노력도, 치료도 빨리 시작할수록 좋습니다.

다만, 병이 진행할수록 회복될 수 있는 뇌세포가 빠르게 줄어들면서 재활 효과도 떨어집니다. 이런 이유로 치매를 빨리 발견하고, 빨리 치료할수록 좋습니다. 더 좋은 것은 치매가 되기 전에 미리 예방 노력과 예방치료를 시작하는 것입니다.

치매가 되기 전에 치매 예방치료를 하는 것이 더 좋습니다. 좋은 이유는 치료 대상 뇌세포가 많이 남아 있기 때문입니다. 예를 들면, 알츠하이머 치매를 일으키는 병은 알츠하이머병입니다. 알츠하이머 치매 초기는 알츠하이머병이 4단계로 진행된 진정한 초기가 아닙니다. 치료대상 뇌세포가 많이 줄어든 상태입니다. 알츠하이머병 1단계인 무증상 또는 단순 건망증이 생기는 단계나 2단계인 주관적 인지저하가 생기는 단계가 진정한 초기입니다.

이런 치료 패러다임을 주장하지 못하는 이유가 있습니다. 의학적으로 공인받는 뚜렷한 치매 치료제나 예방할 수 있는 약이 아직 없기 때문입니다. 아밀로이드 항체 주사가 공인을 받았지만 아마도 제 개인적 견해는 기대에 미치지 못할 것으로 생각됩니다. 이유는 주된 원인 하나만을 치료하기 때문입니다.

여기서 치료 패러다임을 바꾸어야 합니다.

치매와 같은 퇴행성 질병은 주된 발병 원인 하나를 없앤다고 치료되지 않습니다. 뇌세포의 약해진 수많은 곳을 보강하는 치료가 필요합니다. 바로 제가 발명한 뇌세포재활치료 한약입니다.

이런 한약 치료는 의학적 패러다임과는 다른 세계입니다. 일일이 성분을 분석하고 추출해서 필요량만큼 뽑아 먹을 수 있는 세계가 아닙니다. 음식이 그렇습니다. 과학적으로 극히 단편적으로 분석할 수 있을지 모르지만 음식의 맛과 기운까지 분석하고, 전체적 영향까지는 세세하게 알 수 없습니다. 한약은 음식의 연장입니다. 의학적·과학적 분석의 세계가 아닙니다. 과학적 잣대로 완전히 이해하거나 응용할 수 없는 또 다른 현실의 세계입니다.

뇌세포재활치료를 빨리 시작할수록 좋습니다. 재활 치료대상 뇌세포가 많이 남아 있을수록 좋습니다. 저는 실제로 수십 년간 뇌세포재활치료를 통해 말기 치매 환자도, 전두측두엽 치매로 성격이 망가진 환자도, 혈관성 치매로 몸이 굳어가던 분들도 회복되는 장면을 많이 보아왔습니다.

치매는 운명이 아닙니다. 선택입니다.

치매를 막는 일은 '치매가 걸리는 병이 아니라 치매로 변하는 병'이라는 것을 먼저 인식하고 대비하는 것입니다. '정확한 인식'과 '지속 가능한 실천'이면 됩니다. 그러나 가장 큰 문제는 이미 말씀드린 것처럼 대부분 너무 늦게 알게 된다는 점입니다.

그래서 이 책이 시작되었습니다. 뇌의 변화를 빨리 읽고 빨리 대처할 수 있도록 돕고자 했고, 그간 유튜브 라이브 방송에 방영한 주제들을 담았습니다. 중복되는 주제는 그만큼 중요한 내용일 수 있습니다. 저는 40년 이상 진료하면서 100만 이상의 다양한 환자를 진료하고, 병과 싸우면서 병의 본질을 보는 눈을 키워 왔습니다. 의학적 인식으로 알 수 없는 의학적 인식의 너머에 있는 병의 세계를 한의학적 관점으로 바라보며 인식의 폭을 넓혀 왔습니다. 장모님의 치매를 돌보고 치료하면서 그리고 수많은 치매 환자의 회복을 지켜보면서 얻은 가장 실제적이고 살아 있는 지식입니다. 편하게 읽을 수 있게 문답형식으로 가볍게 쓴 글입니다.

뇌는 항상 변하고 있습니다.

지금, 이 순간에도 뇌세포는 죽고 있으며, 사라지는 시냅스도, 새로 연결되는 시냅스도 생기고 있습니다. 이렇게 신경망은 연결과 단절을 반복하면서 좋아지기도 나빠지기도 합니다.

중요한 것은 '어느 방향으로 변하고 있는가'입니다. 좋아지는 방향으로 갈 수 있는 능력은 점점 약해집니다. 나쁜 쪽으로 가는 힘은 점점 커집니다. 치매가 되기 전에는 좋은 쪽으로 갈 수 있는 능력이 나빠지는 쪽으로 가는 것보다 클 수 있습니다. 잘 노력하면 치매가 되지 않을 수 있습니다. 반면에 치매가 되면 치료해도 좋아질 수 있는 능력은 점점 더 빠르게 줄어들고, 나빠지는 힘이 점점 더 빠르게 세지면서 시간이 흐르면 결국 뇌는 나빠집니다.

그래도 뇌세포재활치료를 하면 더 많이 좋아지고, 나빠지는 속도가 더 많이 줄어듭니다. 말기 치매로 걷지 못하고, 말하지 못하고, 대소변을 가리지 못하고, 자식을 못 알아보던 사람이 걷게 되거나, 말을 하거나, 대소변을 가리거나, 자식을 알아보기도 합니다. 이런 회복도 환자 자신은 물론 돌보는 가족에게도 큰 힘이 됩니다.

뇌를 살리는 선택은 오늘도 가능합니다.

그리고 오늘이 앞으로의 인생에서 뇌를 좋게 할 수 가장 좋은 날입니다. 때를 놓치지 마세요.

2025년 11월 15일

김시효

서문 •4

1장
뇌 건강, 아는 만큼 달라진다
살아 있는 뇌를 위한 평생 습관

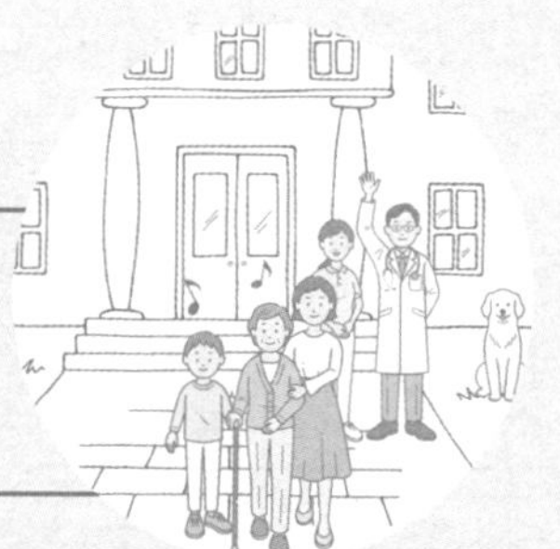

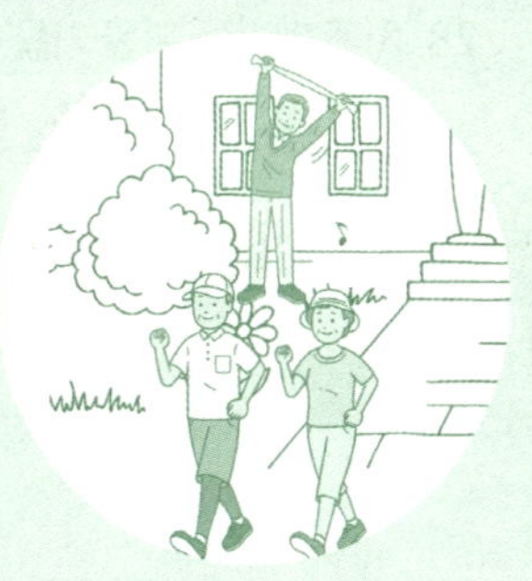

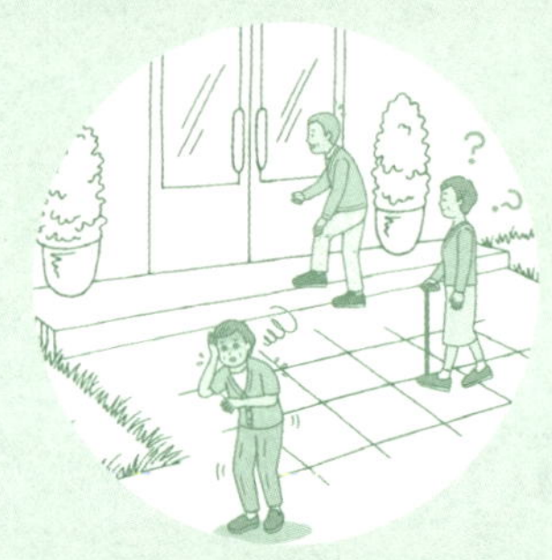

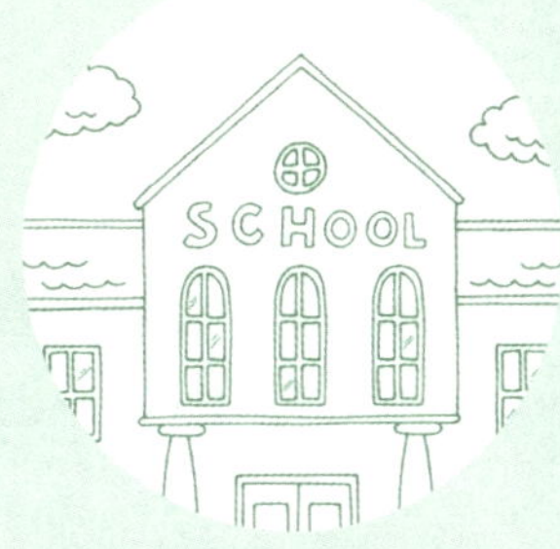

SCHOOL

뇌 건강, 아는 만큼 달라진다

살아 있는 뇌를 위한 평생 습관

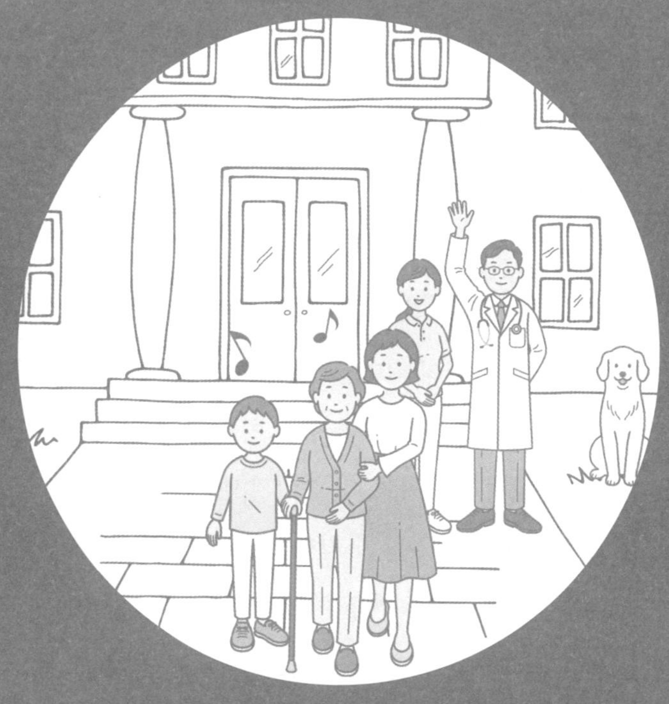

1.
섹시백세클럽백만 시작합니다

안녕하세요! 드디어 김시효TV의 새로운 시작, 후반전 인생을 함께 여는 첫날입니다. 섹시백세클럽백만의 최원교입니다.

네, 반갑습니다. 김시효입니다. 저는 약 40년 동안 110만의 다양한 유형의 질병을 진료했고, 최근 약 15년은 주로 치매를 비롯한 난치병을 주로 치료해 온 가정의학과 전문의이자 한의사이며, 암을 이겨 낸 치매 명의입니다. 오늘 이렇게 저희 부부가 함께 김시효TV 섹시백세클럽백만을 새롭게 시작하게 되어 정말 기쁩니다.

저는 섹시백세라이프를 실천하고 있는 35년 차 간호조무사입니다.

앞으로 '누구의 도움 없이, 가족과 함께 살며, 백세까지

빛나게, 활동하는 인생'을, 즉 '누가백활'을 목표로 반드시 알아야 할 '섹시백세건강법'에 대해 알려 드리겠습니다. 생활방식, 식습관, 마음 세우기까지, '섹시백세라이프'를 위한 모든 지식과 지혜를 '섹시백세클럽백만'에 공유하겠습니다.

오늘 이렇게 저희 부부가 '섹시백세라이프'를 목표로 하는 친구분들, 100세 친구 백친님들과 함께 하게 되어 정말 감사한 마음입니다. 많은 백친님들이 섹시백세건강법을 실천해 주시길 바랍니다.

우리가 직접 겪은 삶과 현장의 경험을 바탕으로 치매, 암, 만성 질환, 우울증 등을 이겨 낼 수 있는 방법에 대해 전하겠습니다.

그리고 그것을 통해 100세 시대를 어떻게 '섹시하게' '건강하게' 살아갈 것인지를 함께 나누고 실천하고자 합니다.

섹시한 삶은 누워 있지 않고, 자식에게 짐 되지 않고, 백세까지 당당하게 사는 것입니다.

맞습니다. 저희는 이를 위해 '생활 습관 개선' '자연치유' '뇌세포재활치료'를 핵심으로 한 실천형 건강법을 소개하겠습니다.

특히 유튜브에서 아침 8시에 매일 라이브로 15분! 여러분과 함께 하루를 시작하며, 루틴을 만들고 삶을 리셋하는 시간을 가지겠습니다.

이제는 병원에서 치료 약만 드리는 시대가 아닙니다. 내가 내 건강을 우선으로 미리 준비하고, 나를 지켜야 하는 시대입니다.

많은 분이 치매는 70대~80대에 시작된다고 오해합니다. 심지어 자신은 절대 치매가 오기 전에 죽는다고 장담하시지만 마음대로 죽을 수도 없습니다. 그런데 뇌세포는 20대부터 서서히 죽어간다고 합니다.

그래서 중요한 게 '지금부터'입니다. 20대든 60대든 지금 시작하면 뇌세포는 충분히 살아날 수 있습니다.

저희는 뇌세포를 살리는 생활 루틴을 하나하나 함께 실천할 수 있도록 돕겠습니다.

운동 루틴, 음식 루틴, 질 좋은 수면, 대화 습관, 마음가짐까지 실제로 저희 부부가 경험한 내용을 통해 건강을 지키는 방법을 알려 드리겠습니다.

섹시백세클럽은 20대부터 시작합니다. 지금 건강을 지키는 사람이 백세 시대의 진정한 승자입니다. 지금부터 결단해서 잘 실천하면 병원에 가지 않아도 될 만큼 건강하게 살 수 있습니다. 틀림없습니다. 암도 이겨 낸 치매 명의 김시효입니다.

구독 알림 설정하시고, 매일 아침 저희와 함께 뇌세포를 깨우는 루틴을 만들어 보세요. 새로운 영상이 올라 올 때마다 가장 먼저 보실 수 있습니다. 저희 영상 꼭 보시고 백세 친구, 백친님들 건강을 꼭꼭 내 편으로 만들어 주세요.

이제부터는 여러분과 후반전 인생을 함께 하며 건강하게 걸어가겠습니다.

백세까지 섹시하게! 우리 함께입니다.

2.
치매는 20대부터 시작된다

안녕하세요! 섹시백세클럽백만의 최원교입니다. 아주 중요한 주제로 이야기를 시작합니다. 바로 '치매는 20대부터 시작된다' 이 주제입니다. 깜짝 놀라셨죠? 저도 원장님께서 이 주제를 꺼내셨을 때 너무 놀랐습니다. 술 마시고 필름 끊겼던 악몽이 떠올라 가슴이 철렁했어요! 오늘 이 내용을 김시효 원장님과 함께 아주 쉽게 풀어 드리겠습니다.

제가 의사 생활 45년 동안 치매 환자를 15년 넘게 진료했는데요. 요즘 들어 정말 안타까운 게 있어요. 40대~50대 치매 환자들이 예전보다 많아졌다는 겁니다. 왜 그럴까요? 바로 20대 때부터 뇌를 방치했기 때문입니다. 치매의 싹은 이미 20년 전부터 시작되었기 때문이지요.

맞아요. 요즘 다들 스마트폰 많이 보고, 밤새고, 끼니 거르고… 그래서 그런가요, 원장님? 진짜 20대부터 치매가 시작된다는 말씀이세요?

네, 정확하게 말하면 뇌세포가 죽는 첫 단계가 20대부터 시작될 수 있습니다. 옛날 사람들보다 스마트폰 게임이나 컴퓨터를 많이 하지요. 그러다 보면 기억력만 떨어지지 않습니다. 뇌세포가 진짜로 손상되기 시작해요. 뇌가 골고루 발달하지 못하고 균형이 깨집니다. 여기에 불규칙한 수면, 심한 스트레스, 당분과 가공식품을 많이 먹는 것, 운동 부족이 위험 요인입니다.

그럼 우리가 오늘 알려 드릴 꿀팁! 이것만 기억하세요. 핵심 다섯 가지를 알려 드릴게요. 준비되셨죠?

첫째, 스마트폰이나 컴퓨터 게임에 파묻혀 살지 마세요. 게임을 하는 일부분의 머리는 발달하지만 주변 사람과 교감하고, 배려하는 사회성 영역 등에서 머리가 나빠지면서 치매가 되기 쉽습니다.

둘째, 충분한 수면과 규칙적 수면이 중요합니다. 하루 6시간 이하 수면을 3개월 이상 지속하면, 아밀로이드 플라크라는 찌꺼기가 뇌세포 바깥에 쌓이고, 뇌를 약하게 만듭니다. 특히 뇌의 해마라는 기억 중추가 줄어듭니다.

셋째, 다양한 뇌 자극이 중요하지만 과하면 스트레스가 됩니다. 적당한 뇌 자극은 뇌를 발달시키는 좋은 스트레스가 되지만 과도한 스트레스나 과도한 뇌자극은 해마와 전두엽을 위축시켜 뇌를 빠르게 나빠지게 만듭니다.

넷째, 뇌가 다치지 않게 해야 합니다.

당분을 과다하게 먹거나 달달한 음료를 매일 마시고, 가공 음식 매일 먹으면, 뇌 안의 염증이 생기고 혈액순환이 방해되어 뇌가 다칩니다. 흡연, 과음, 신경독소, 트렌스지방도 피해야 합니다. 낙상 교통사고 등의 뇌 손상도 피해야 합니다.

다섯째, 몸에 맞게 운동을 꾸준히 해야 합니다.

운동은 일주일에 5번, 30분 이상씩 빨리 걷기를 하세요. 뇌세포는 혈액순환이 생명입니다. 혈액순환 개선에 운동이 매우 좋습니다. 점점 강도를 높여 숨이 찰 정도로 뛰거나 운동을 하는 것이 좋습니다.

여러분, 이 다섯 가지만 매일 체크하면 좋겠네요! 원장님, 이 다섯 가지를 열심히 실행하면 뇌 나이 20년은 젊어질 수 있나요?

네, 가능합니다. 죽은 뇌세포를 살리는 뇌세포 재생은 안됩니다. 정확하게 표현하면 죽은 뇌세포를 대신할 새로운 뇌세포가 만들어지지 않습니다. 하지만 약해진 뇌세포를 튼튼하게 하는 재활은 가능합니다. 말하자면 이런 거예요. 뇌세포마다 건강이 다릅니다. 90점짜리는 99점 이상으로, 70점짜리는 77점 이상으로 성적표를 올려 주는 것입니다. 이것이 뇌세포재활입니다. 이렇게 좋아지는 이유는 뇌는 바뀔 수 있는 가소성이 있기 때문입니다. 음식, 생활, 환경 등의 개선으로도 바뀌기도 하지만 음식보다 강한 한약으로 가능한 부분도 있습니다. 바로 뇌세포재활치료입니다.

그래서 최근에 원장님이 쓰신 책『섹시백세건강법』에서도 그 비밀을 풀어놓으셨어요. 백세까지 섹시하게, 건강하게 하는 이 책, 꼭 읽어 보세요. 여기 보면 연령별로 뇌세포가 어떻게 나이 드는지 쉽게 이해할 수 있도록 친절하게 알려 주셨습니다. 아주 중요한 나이별 핵심 포인트를 놓치지 마세요.

치매는 먼 미래의 이야기가 아닙니다. 치매의 길로 들어서면 빠져나오기 어렵습니다. 지금의 습관이 내 뇌를 만들고, 10년 뒤 나를 결정합니다.

3.
하루 30분 걷기가
어떻게 뇌세포를 살리나?

저는 30년 넘게 환자들을 진료하면서 확신한 것이 있어요. 뇌세포는 스스로 재생이 거의 안 되지만 죽어 가는 뇌세포는 살릴 수 있다는 사실입니다. 그 핵심에 바로 '걷기'가 있습니다.

원장님이 강조하시는 걷기! 뇌세포를 살리는 데 왜 그렇게 중요할까요?

걷기는 뇌 혈류를 끌어올리는 가장 쉽고 강력한 운동입니다. 특히 아침 공복 걷기는 뇌에 산소와 영양을 가장 효율적으로 공급합니다.

그럼 어떤 방식으로 걷는 게 가장 좋을까요?

하루 30분 빠른 걸음으로 걷는 것. 스마트폰 없이, 팔을

흔들며, 호흡에 집중하면서 걷는 것이 포인트입니다.

실제로 이런 걷기 루틴으로 효과를 본 환자분이 있으셨죠?

많습니다. 제가 치료하고 있는 80대 사업가가 계십니다. 처음에 오셨을 때는 우울한 표정으로 전혀 웃지 못하셨습니다. 지금은 항상 제 진료실에 들어오실 때 환하게 웃으십니다.

건망증이 심해지고 치매가 걱정이셨던 부부 이야기군요. 아드님의 권유로 부인께서 먼저 오셨죠.

그렇습니다. 뇌세포재활치료로 부인이 점점 호전되시는 것을 본 남편께서 함께 오셨죠. 첫 진료 때는 노인성 우울증이 심해서 회사 일도 그만두고 싶어 하셨습니다. 그래서 제가 부부 함께 걷기를 권했습니다. 두 분 사이에 대화도 많이 늘었답니다. 젊어서 바쁘셨던 분들이라 이제 데이트를 하신다고 좋아하십니다. 건망증도 좋아지고, 기분도 좋아지고, 불면도 호전되고, 부부 사이도 좋아졌다고 합니다.

110세까지 문제없게 저희에게 오래 건강하게 살아 달라고 당부도 하셨죠.

그렇죠. 치매가 될 수 있는 경도인지장애 증상이 있었던 분들로 뇌세포재활치료와 걷기 루틴을 꾸준히 실천하면서 많이 좋아졌습니다.

가능하면 바깥에서 햇빛을 받으면서 걷기를 권하시죠. 비타민D 때문인가요?

물론 비타민D도 중요합니다. 도시인 열 중 여덟아홉은 비타민D 부족입니다. 특히 경도인지장애나 치매인 분들은 바깥 생활이 줄어들어 이런 부족 현상이 더 심각합니다. 뼈 건강에도 중요하지만 면역력과 활력 유지를 위해서도 비타민D가 중요합니다. 우울증이 있으면, 바깥으로 나가고 햇볕 쬐고 걷는 것이 더 중요합니다.

저도 걷기를 실천하고 있고요. 아침에 걷고 나면 뇌가 맑아지고, 하루가 달라져요. 이건 해 본 사람만 아는 진짜 건강 습관입니다. 매일 걷는다는 것! 이것이 생명 아닌가요?

뇌는 쓰지 않으면 녹슬고, 피를 못 받으면 죽습니다. 걷기는 뇌의 생명줄입니다. 뇌 혈액순환 개선에 걷기가 가장 좋습니다. 보폭을 크게, 속도를 빨리 해서 약간 숨이 차는 정도로 30분 이상 하는 것이 좋습니다.

여러분도 오늘부터 꼭 걷기 시작해 보세요. 뇌를 살리는 루틴, 지금부터 만들어가면 됩니다.

4.
단 음식이 뇌를 망친다

여러분, 혹시 들어보셨나요? 치매를 '뇌당뇨병'이라고 부르기도 한다는 사실! 당뇨병은 혈당과 인슐린 문제라 알고 있는데, 뇌에도 당뇨가 있다고요? 만약 이게 사실이라면, 치매를 예방하는 방법도 완전히 달라질 수 있습니다.

맞습니다. 오늘은 '뇌당뇨와 치매'의 충격적인 관계를 말씀드리겠습니다. 왜 뇌세포가 당을 못 쓰게 되는지, 이게 어떻게 알츠하이머와 연결되는지 그리고 케톤 식이가 왜 주목받는지까지 아주 쉽게 풀어 드리겠습니다. 끝까지 보시면 '치매 예방의 새로운 길'을 발견하실 겁니다.

우리가 흔히 아는 당뇨는 혈액 속의 혈당이 잘 조절되지 않는 병인데요, 뇌당뇨와는 전혀 다른 건가요?

좋은 질문입니다. 뇌당뇨는 쉽게 말해 뇌세포가 '포도당을 제대로 활용하지 못하는 상태'를 말합니다. 인슐린이 우리 몸에서 혈당을 세포 안으로 넣어주는 역할을 하는데, 뇌세포가 이 인슐린 신호에 저항을 보이면서 포도당이 들어가지 못하게 되는 거죠. 그래서 알츠하이머 치매를 '제3형 당뇨병(Type 3 Diabetes)'이라고 부르기도 합니다.

그럼 왜 뇌세포가 당을 못 쓰게 되나요? 그냥 혈당이 높아서 그런 건가요?

단순히 혈당만의 문제가 아닙니다. 스트레스, 만성 염증, 잘못된 식습관, 특히 과도한 당분 섭취와 포화지방 그리고 운동 부족이 복합적으로 작용합니다. 그 결과, 뇌에서 인슐린 수용체가 무뎌지고, 뇌세포의 에너지 대사가 무너지죠. 이렇게 되면 뇌세포가 굶주리게 되고, 결국 퇴행성 변화가 가속화되어 알츠하이머 치매가 생깁니다.

그렇다면 일반 당뇨병과 뇌당뇨는 같은 건가요, 아니면 완전히 다른 건가요?

혈당 수치가 정상이더라도 뇌세포는 당을 못 쓸 수 있습니다. 그래서 뇌당뇨는 일반 당뇨병과 독립적으로 나타날 수 있어요. 물론 당뇨병 환자는 뇌당뇨 위험이 훨씬 높지만 혈당이 정상인 사람에게도 생길 수 있습니다. 그래서 이 개념이 중요한 거죠. '나는 당뇨 없어, 괜찮아'라고 안심할 수 없는 겁니다.

실제로 뇌세포 안에서는 어떤 변화가 일어나나요?

대표적으로는 두 가지입니다.

첫째, 베타아밀로이드 단백질 축적이 가속화됩니다. 인슐린 저항성 때문에 뇌가 아밀로이드를 분해하지 못하고 쌓이게 되죠.

둘째, 타우 단백질 인산화가 과도하게 진행되면서 신경세포 연결망이 붕괴됩니다. 결국 뇌세포가 하나둘씩 죽어 나가고, 기억력과 인지기능이 급격히 떨어지는 겁니다. 이게 바로 알츠하이머의 병리학적 기전과 맞닿아 있습니다.

그렇다면 뇌당뇨를 막거나 치료할 방법이 있나요?

아직 뇌당뇨만을 위한 표준 치료법은 없지만 생활 습관 개선이 핵심입니다. 식단 관리, 운동, 스트레스 조절을 중심으로 통합적으로 접근하는 것이 최선입니다.

케톤 식이(저탄수화물, 고지방 식단)가 뇌세포의 새로운 에너지원으로 주목받고 있습니다. 뇌가 포도당을 못 쓰더라도 케톤체는 잘 활용할 수 있기에, 치매 환자들에게 도움이 된다는 연구들이 나오고 있습니다.

케톤식이 방법

- 탄수화물은 하루 20-50g, 즉 밥 한 공기의 탄수화물이

70-80g이므로 하루 총 밥의 양이 반 공기 정도로 제한
합니다.

- 단백질은 체중 1kg당 1-1.5g, 지방은 총 섭취 칼로리
의 70-80%로 먹습니다.

최소 1-2주, 뇌 적응은 수주 이상의 적응기간이 필요합
니다. 다만 무조건 고지방 식단을 하면 위험할 수 있으니
전문가의 지도가 필요합니다.

케톤식이의 부작용은 없나요?

단기적으로는 피로, 두통, 변비, 설사 같은 적응기 증상
이 있을 수 있고, 장기적으로는 고지혈증, 간·신장 부
담, 영양 불균형 같은 대사적 문제가 있을 수 있으니 반
드시 전문가 지도 하에, 개인 상태에 맞춰 조절해야 안
전합니다.

인슐린 주사는 사용하지 않나요?

인슐린뿐만 아니라 먹는 약도 혈당 저하 위험 때문입니
다. 인슐린을 투여하면 뇌로 가는 양은 극히 일부이고,
대부분은 말초에 작용하여 저혈당 위험만 커지고 저혈
당은 오히려 신경세포를 더 굶게 하여 뇌가 손상되기 쉽
습니다.

혈액-뇌 장벽의 문제로 말초에서 주입한 인슐린은 혈뇌

장벽을 잘 통과하지 못하여 뇌의 인슐린 저항성을 교정
하기엔 효과가 제한적입니다.

오늘 이야기 정말 충격적이네요. 치매가 단순히 노화 현
상이 아니라 뇌가 당을 못 쓰는 '뇌당뇨'와도 연결되어 있
다니요.

맞습니다. 앞으로 치매를 예방하고 싶다면, 혈당 관리뿐
만 아니라 뇌세포의 에너지 대사를 어떻게 지킬지 고민
해야 합니다. 생활 습관, 식단, 뇌 건강 관리가 모두 연결
되어 있다는 점, 꼭 기억하시기 바랍니다.

5.
기억력 좋아지는 습관, 이것만 지키세요!

오늘 주제는 많은 분이 놓치기 쉬운 부분이에요. 바로 '건강 루틴이 기억력을 지키는 이야기'입니다.

네, 저는 40년 동안 환자를 진료하면서 뇌의 예측 능력과 루틴 사이의 깊은 연관성을 정말 많이 보았습니다. 루틴 즉 규칙적인 삶을 사는 사람이 건강합니다.

루틴이 무너지면 뇌는 스트레스를 받기 시작하죠?

맞습니다. 뇌는 반복성과 예측 가능성을 통해 주기적으로, 효율적으로 작동하는 장기입니다.

1. 생활 루틴은 뇌의 예측 시스템을 강화합니다.

2. 뇌는 예측을 통해 에너지를 절약합니다.

3. 루틴을 벗어나면 예측 실패가 되어 스트레스와 불안 우울증, 인지 저하, 치매를 일으킵니다.

4. 예측 실패가 많아지면 생체리듬(일주기, 연주기)을 흩트
   리게 됩니다.

그럼 어떤 루틴이 가장 효과적일까요? 원장님이 추천하
는 핵심 루틴이 있다면요?

핵심 루틴은 네 가지입니다.

첫째, 기상 시간 고정

둘째, 식사 시간도 일정하게 유지

셋째, 하루 30분 걷기

넷째, 수면 시간 고정

이 네 가지를 지키는 것만으로도 뇌는 반응합니다. 예를
들면, 6시 전후에 기상하고, 아침 점심 저녁을 정시에 먹
고, 낮에 햇빛을 받으며 30분 이상 걷고, 10시 30분 전후
에 취침하는 것이 좋습니다.

한의학의 황제내경에 계절에 따라 루틴을 조정해야 하
는 부분도 나옵니다.

봄에는 늦게 자고 일찍 일어나서 정원을 거닐고 활발하
게 움직여야 합니다. 만물이 깨어나고 싹이 나는 때라 이
런 기운을 따라야 합니다.

여름에는 더 늦게 자고 일찍 일어나야 합니다. 화가 나지

않게 마음을 다스리고 즉 짜증을 내지 말아야 합니다.

가을에는 일찍 자고 일찍 일어나야 합니다. 체력을 비축하는 시기입니다.

겨울에는 일찍 자고 늦게 일어나야 합니다. 활동을 줄이고 체력소비를 줄이기 위해서입니다.

실천이 어렵게 느껴질 수도 있지만 작게 시작하면 됩니다. 예를 들어, 같은 시간에 일어나서 창문 열고 햇빛 보기부터요!

실제로 루틴을 만들어 드린 분 중엔 피로감, 우울증, 기억력, 집중력, 일 처리 능력, 불면이 개선되고 건강을 회복한 사례도 많습니다.

6.
건망증, 노화일까?
치매일까? 결정적인 차이점

요즘 60~70대 부모님들 사이에서 이런 말 정말 자주 듣습니다. '요즘 들어 이름이 자꾸 생각이 안 나. 나도 이제 치매 시작된 거 아냐?' 가족은 웃으면서 '에이, 그냥 나이 들어서 그래요' 하면서 넘기지만… 정말 그게 단순한 노화일까요, 아니면 치매의 시작일까요?

실제로 이런 질문을 매일 받습니다. 특히 환자보다 가족이 더 불안해하죠. '엄마가 냉장고 문을 열고 뭘 꺼내려다 멍하니 서 있더라고요' '아버지가 방금 한 말을 또 하시네요' 이런 일들이 반복되면, 가족 입장에서는 공포감이 생깁니다. 그런데 중요한 건, 이런 변화가 '정상 노화'에 속하는 경우도 많다는 점입니다.

그럼 사람들은 왜 이렇게 쉽게 '치매일지도 모른다'는 두려움에 빠질까요?

그건 '노화의 정상 범위'를 잘 모르기 때문이에요. 기억력은 누구나 40대 이후부터 조금씩 떨어집니다. 하지만 그건 '기억을 꺼내는 속도'가 느려지는 거지, '기억 그 자체가 사라지는 것'은 아닙니다.

예를 들어, 아침에 만난 사람 이름이 저녁에 생각나지 않아서 답답했는데 다음 날 아침 갑자기 떠오르는 경우 있죠? 이건 정상 노화형 건망증입니다. 기억은 저장되어 있었는데, 꺼내는 회로가 느려진 거예요.

그럼 반대로 치매에서는 어떤 차이가 있나요?

치매의 경우는 '저장 자체'가 안 된 상태입니다. 즉, 나중에 아무리 생각해도 떠올릴 단서 자체가 없어요. 그래서 환자 본인은 기억이 사라진 걸 모릅니다. 이게 '정상 노화'와 '치매'의 가장 큰 차이예요. 하지만 정상 노화가 문제가 없다는 것과는 다릅니다.

치매와 정상 노화를 구분할 수 있나요?

조금 더 구체적으로 보면, 정상 노화는 사건의 '세부 내용'은 잊어도 '그 일이 있었던 사실' 자체는 기억합니다. 이를테면 '어제 친구를 만났다는 건 기억하는데, 어디서 만났는지, 뭘 먹었는지는 기억 안 나요' 이 정도는 정상이에요. 반면 치매는 '어제 친구를 만난 사실 자체'를 기억하지 못합니다. 그리고 잊어버렸다는 사실조차 모르는 것, 이게 치매의 대표적인 특징이에요.

그럼 가족의 입장에서 구별할 수 있는 구체적인 신호가 있을까요?

네, 아주 현실적인 구분법이 있습니다. 기억력 저하를 본인이 인식하고 불안해한다면 정상 노화입니다. 본인은 멀쩡하다고 생각하는데, 가족이 이상하다고 느낀다면 치매 가능성이 있습니다.

또 하나, 정상 노화에서는 '일상생활 수행'은 그대로 유지됩니다. 예를 들어, 요리나 금융 관리, 약 복용, 버스 노선 이용이 가능합니다. 하지만 치매에서는 이런 복합적 판단과 순서 기억이 무너집니다.

뇌의 변화에 차이가 있나요?

신경학적으로 보면, 정상 노화에서는 전두엽의 처리 속도만 약간 느려지고, 해마의 구조는 비교적 보존됩니다. 반면 알츠하이머형 치매는 해마와 측두엽부터 위축이 시작돼요. 그래서 '새로운 기억 저장'이 먼저 무너집니다.

결국 '기억이 느린 것'과 '기억이 사라진 것'은 완전히 다르군요.

맞습니다. 그래서 환자분들께 이렇게 말씀드립니다. "기억력이 예전 같지 않아 불안하다면, 그건 아직 스스로의 기억 변화를 인식할 만큼 뇌가 건강하다는 증거입니다"라고요. 오히려 그 시점에서 생활 습관을 바꾸면 충분히 회복이 가능합니다. 뇌 자극, 운동, 사회적 교류, 균형 잡힌 식단, 숙면, 스트레스 관리, 뇌 보호 이 일곱 가지가 뇌세포를 지키는 가장 강력한 처방입니다.

오늘 내용을 정리해 주세요.

정상 노화는 '기억의 지연', 치매는 '기억의 소실'입니다. 건망증을 스스로 인식하면 정상 노화, 건망증 내용이 생소하면 치매입니다. 일상생활이 유지되면 정상, 무너지면 치매일 가능성이 커집니다. 하지만 지금 말씀드린 것처럼 정상 노화처럼 보여도 치매로 진행하는 과정일 수 있습니다. 예방과 노력을 철저히 해야 합니다. 특히 나이가 적을수록 적극적인 예방과 노력이 필요합니다. 이는 치매가 되지 않기 위해서만은 아닙니다. 조금이라도 더 좋은 뇌를 오래 유지하기 위해서입니다.

7.
오래 앉아 있으면 뇌가 늙는다

오늘 주제는 누구나 한 번쯤은 들어봤지만 가볍게 넘기기 쉬운 이야기예요. 바로 '오래 앉아 있으면 뇌가 늙는다'라는 사실입니다.

네, 앉아 있는 시간이 길어질수록 뇌의 혈류가 감소하고, 어혈이 잘 생기고, 뇌세포에 산소와 영양 공급이 줄어들게 됩니다. 이로 인해 기억력 저하와 인지기능 저하가 가속화될 수 있죠. 이외에도 장 건강이 나빠지고, 대사증후군이 잘 생기고, 뇌 운동 상태가 나빠지고, 장기적으로는 사회성 감소하고 우울증 등으로 진행하여 치매 발병이 증가합니다.

특히 재택근무나 스마트폰 사용이 늘어난 요즘, 하루 8시간 이상 앉아 있는 분들도 많잖아요? 저도 집중해서

일하다 보면 5시간 동안 꼼짝 않고 앉아 있게 되더라
고요

맞습니다. 연구에 따르면, 하루 7시간 이상 앉아 있으면
해마가 위축되기 시작하고, 하루 10시간 이상 앉아 있는
사람은 치매 위험이 60% 이상 높고, 15시간 이상은 2-3
배 높다는 결과도 있습니다. 또 다른 연구는 운동중추,
기저핵, 소뇌, 전두엽의 약화로 집중력, 판단력, 실행력
이 떨어진다고 합니다. 반대로 자주 움직이면, 오히려 집
중이 잘 되고 판단력이 좋아져서 일 처리가 잘 된다고 합
니다.

그럼 구체적으로 어떤 습관이 뇌를 더 늙게 할까요?

세 가지가 있습니다.

첫째, 1시간 이상 연속해서 앉아 있는 습관

**둘째, 앉은 상태에서 머리를 쓰지 않고 스마트폰이나 TV
를 오래 보는 습관**

셋째, 앉은 상태에서 집중해서 머리를 쓰는 습관

마지막은 어떤 이유에서 그런가요?

앉은 상태라면 일을 해도 사용하지 않는 뇌 영역은 약화
됩니다. 결국 오래 앉아 있으면 뇌의 균형적인 활동성과
원활한 피의 흐름이 저해되는 거죠.

반대로 뇌를 젊게 유지하기 위해 좌식생활을 줄이려면

어떻게 해야 할까요?

하루 30분 이상 가볍게 걷는 것만으로도 뇌 기능은 눈에 띄게 개선됩니다. 특히 아침 햇살을 받으며 산책하면 세로토닌이 분비되어 기분도 좋아지고 기억력도 올라갑니다. 1시간마다 5분씩 일어나기, 남에게 시키지 말고 스스로 일어나 하기, 의자처럼 앉기 쉬운 가구 줄이기, 스탠딩 데스크 사용 등입니다.

실천이 중요하죠. 원장님이 진료한 환자 중에도 매일 걷기 습관을 들여서 집중력과 기분장애가 개선된 사례 많잖아요?

많습니다. 특히 업무 효율이 높아졌다고 합니다. 우울감, 건망증, 수면 문제까지 좋아진 분들 많습니다. 뇌는 활동을 통해 살아납니다.

그래서 저는 요즘 55분 앉아 있으면 무조건 5분 동안은 청소를 하거나 스트레칭을 해요. 효과가 정말 커요! 다시 앉았을 때 훨씬 효과적으로 상쾌함을 느껴지더라고요.

뇌는 활동을 통해 젊어지고, 움직일 때 깨어난다는 걸 기억해 주세요.

8.
뇌에 좋은 음식, 세 가지만 기억하세요!

이번에는 정말 실용적인 주제입니다. 바로 '뇌에 좋은 음식'입니다.

네, 저는 30년 넘게 환자들을 진료하면서 음식이 뇌 건강에 얼마나 큰 영향을 주는지 수없이 많이 목격했습니다. 뇌세포는 우리가 무엇을 먹느냐에 따라 활력을 유지하기도 하고, 반대로 쇠퇴하기도 합니다.

그럼 저희 부부가 먹는 '뇌에 좋은 음식, 진짜 효과 있는 세 가지'를 공개하겠습니다. 뇌에 좋은 음식 1번은 뭔가요?

첫째, 블루베리를 비롯한 항산화제가 풍부한 음식입니다. 블루베리는 '브레인베리'라고 불릴 만큼 강력한 항산화 성분인 안토시아닌이 풍부해서 뇌세포의 노화를 막

고 기억력을 향상시키는 데 도움을 줍니다. 색소가 풍부
한 다양한 채소와 과일이 좋습니다.

블루베리는 아침 요구르트에 넣어 먹거나 간식으로도
좋죠. 두 번째 음식은요?

두 번째는 등 푸른 생선입니다. 고등어, 연어, 참치 같은
생선에는 오메가-3 지방산, 특히 DHA와 EPA가 풍부해
뇌 세포막을 튼튼하게 하고, 뇌세포 간 신호 전달을 원활
하게 만들어 줍니다.

저는 일주일에 2번 이상 고등어나 연어를 꼭 먹으려고
해요. 확실히 집중력도 올라가고 기분도 안정되는 느낌
이에요. 마지막 세 번째는요?

세 번째는 견과류입니다. 특히 호두, 아몬드, 브라질너트
에는 비타민E와 마그네슘이 풍부해서 기억력 유지에 도
움이 되고, 뇌 속 염증을 줄이는 데 효과적입니다.

간식으로 한 줌씩 챙겨 먹으면 간단하고 좋죠. 그런데 이
런 음식, 꾸준히 먹는 게 더 중요하지 않나요?

맞습니다. 일시적인 섭취보다 꾸준히 식단 속에 포함하
는 것이 뇌 건강 유지에 훨씬 효과적입니다.

여러분, 오늘부터 블루베리, 등 푸른 생선, 견과류! 이 세
가지를 뇌 건강 삼총사로 기억하세요!

9.
잘못된 식습관이 만든 치매,
올바른 식습관으로 바꿀 수 있다

치매는 나이 들면 생기는 병이라고들 하지만 사실 식습관, 생활 습관과 환경이 더 무섭다는 말이 있죠? 그중에서도 식습관이 중요합니다.

맞습니다. 치매 환자분들을 보면, 나이 든 것 때문이기도 하지만 '잘못된 식사'로 인해 뇌가 남들보다 빠르게 뇌가 약해진 경우가 많습니다.

다시 말해 하루 세끼를 다 먹지만 뇌는 여전히 영양 결핍 상태인 분들 많아요.

예를 들어, 아침에 커피만 마시고 점심은 밀가루 음식, 저녁은 라면이나 밥 한 숟갈에 김치 한 쪽. 이런 게 몇 년 쌓이면 결국 뇌세포의 활력이 떨어집니다.

그럼 영양 결핍이 진짜 치매로 이어질 수 있다는 건가요?

네, 실제로 연구에서도 비타민B12, 엽산, 오메가-3, 단백질, 철분, 아연 결핍은 기억력 저하와 직접적인 연관이 있습니다.

이런 영양소 부족이 피로를 유발할 뿐 아니라 뇌의 에너지 생성 부족으로 뇌가 약해집니다.

오늘 내용은 바른 식습관으로 신체 건강과 두뇌 건강을 지킬 수 있는 방법을 알아보겠습니다. 혹시 고쳐야 할 식습관이 있는지 체크해 보세요.

진료하면서 가장 자주 듣는 말이 있습니다.

"식사는 잘해요. 하루 세 끼 다 먹어요"라는 말입니다. 그런데 막상 확인해 보면 탄수화물 80%, 지방 10%, 단백질 10% 비율이에요. 탄수화물 50%, 지방 30%, 단백질 20%보다 지방과 단백질이 부족하고 탄수화물 과다한 경우가 많아요. 즉, 뇌가 필요로 하는 '영양 비율'이 완전히 깨져 있습니다.

때로는 비타민, 무기질, 식이섬유 등을 부족하게 먹는 경우도 많습니다.

뇌는 에너지의 재료로 포도당만을 사용하고 부족하면 지방에서 만들어진 케톤체를 사용합니다.

뇌는 에너지를 많이 사용하지만 다른 필요한 물질도 많습니다.

오메가-3 지방산, 아미노산, 비타민B군, 마그네슘, 아연 같은 '신경전달물질의 재료'가 부족하면 정보전달이 끊기고, 기억이 단절되는 일이 벌어집니다.

요즘도 밥은 충분히 먹고 있지만 뇌는 굶고 있는 경우가 많다는 거네요?

그렇습니다. 특히 저단백 식습관, 저지방 음식 그리고 단 음식, 밀가루, 야식은 혈당을 급격히 올렸다 내리면서 뇌세포의 미세혈관을 손상시킵니다. 이게 반복되면 결국 혈관성 치매로 이어지죠.

또 하나 중요한 게 있습니다. 짠 음식, 가공식품, 튀김, 당분이 많은 간식은 체내 염증을 높이고, 혈뇌장벽을 약화시킵니다. 이로 인해 베타아밀로이드와 타우 단백질이 쌓이기 쉬운 환경이 됩니다.

영양 결핍이 만드는 뇌의 이상 신호로 무엇이 있나요?

영양 결핍의 신호는 단순히 피로가 아닙니다.

비타민B12가 부족하면 기억력 저하, 손 저림, 우울감이 생기고 비타민D가 부족하면 우울증, 면역력 저하, 염증이 발생하고 오메가-3가 부족하면 집중력 저하, 감정 기복이 생기며 단백질 부족으로 무기력, 근력 감소, 인지기능 저하가 생기게 됩니다. 이런 증상이 반복되면, '건망증'이라 넘겼던 것이 결국 경도인지장애로 발전합니다.

그럼 어떤 식으로 먹어야 뇌를 지킬 수 있을까요?

기억력은 결국 뇌의 에너지 대사에 달려 있습니다. 그래서 아래 세 가지가 중요합니다.

1. **정제 탄수화물 대신 통곡물과 식이섬유.** 혈당의 급상승을 막아 뇌의 에너지 공급을 안정시킵니다.

2. **오메가3와 항산화 식품 섭취.** 등푸른생선, 올리브유, 아보카도, 베리류, 녹황색 채소 등은 뇌세포의 막을 보호하고 염증을 줄입니다.

3. **하루 한 끼는 반드시 단백질 중심으로.** 생선, 달걀, 두부, 견과류, 닭가슴살이 좋습니다.

결국 '배는 부르지 않아도, 뇌는 굶지 않게' 먹는 게 중요하네요?

그렇죠. 뇌는 '좋은 영양'이 들어와야 기억을 저장하고, 감정을 조절하고, 신경세포를 새로 만듭니다.

그러니까 치매 예방의 첫걸음은 식탁의 내용부터 바꾸는 것입니다.

뇌는 한순간에 나빠지는 게 아닙니다. 수년간의 '영양 결핍의 흔적'이 쌓여서 어느 날 갑자기 증상으로 드러납니다. 지금이라도 밥상에 작은 변화를 주면 뇌는 금세 회복하기 시작합니다.

오늘 주제는 정말 실생활과 바로 연결되는 이야기네요. 치매 가족들에게 도움이 되었으면 좋겠습니다.

10.
부모가 치매면 나도 걸릴까?

이런 질문 정말 많이 들어요. "우리 엄마가 치매였는데, 나도 치매 걸리는 거 아닐까요?" 이 말이 요즘 50~60대 여성분들 사이에서 거의 불안의 아이콘입니다. 한때는 치매가 생기면 쉬쉬하면서 입에 올리는 것조차 두려워했던 적이 있죠. 요즘도 많은 분이 그런 두려움을 갖고 계십니다. 그런데 치매를 '유전병'이라고 단정 짓는 건 큰 오해죠. 오늘은 정말 많이들 궁금해하시는 '치매의 유전성'에 대해 알아보겠습니다. 원장님, 치매는 유전인가요, 아닌가요?

결론부터 말씀드리면, 전체 치매 환자의 95% 이상은 유전성이 아닙니다. 즉, 부모가 치매라고 해서 자식에게 꼭 유전되는 건 아니에요.

그럼 나머지 5% 정도만 유전성인 건가요?

그렇죠. 특히 40~50대 이하에 나타나는 조기 발병형 알츠하이머 치매 중 일부가 유전적 원인과 관련 있습니다. 우리 몸에는 22쌍 44개의 상염색체와 XY 성염색체 46개가 있죠. 대표적으로 APP(21번 염색체), PSEN1(14), PSEN2(1) 그리고 11번 염색체의 유전자 돌연변이가 있으면 베타아밀로이드를 잘 만드는 유전병입니다. 65세 이전에 초로기 알츠하이머병이 되기 쉽고 '가족성 알츠하이머병'이라고 부르는데요. 65세 이전에 생긴다고 모두 유전병인 것은 아닙니다. 이런 유전병은 전체 알츠하이머 환자의 1~2%밖에 안 됩니다.

그렇다면 나머지 대부분은 '환경'의 영향을 받는다는 거네요?

맞습니다. 유전자는 '불씨'일 뿐이고, 그 불씨를 키워서 불을 내는 건 생활 습관과 환경이에요. 예를 들어, 아포 E4 유전형을 가진 사람은 베타아밀로이드를 없애는 능력이 떨어져 뇌에 잘 쌓이도록 만드는 체질이에요. 하지만 식습관, 운동, 수면, 스트레스를 잘 관리하면 치매 위험을 크게 줄일 수 있습니다.

그러니까 '운명'이 아니라 '관리의 문제'군요.

정확합니다. 같은 유전자를 가져도 생활 습관에 따라 발병 나이가 10년 이상 차이 납니다.

치매와 유전에서 가장 많이 언급되는 게 바로 아포 E4 유전형이에요. 아포 E는 콜레스테롤과 중성지방을 옮기는 아포 지단백질의 일종입니다.

아포 E 지단백을 만드는 유전자를 아포 E 유전자라 합니다. 아포 E 유전자에는 E2, E3, E4가 있습니다. E4형을 가진 사람은 베타아밀로이드 제거 능력이 떨어져서 알츠하이머 위험이 약 세 배 이상 높아집니다. 하지만 아포 E4를 가진 사람 모두가 치매에 걸리지는 않습니다. 즉, '리스크 팩터'일 뿐이지 '운명'은 아닙니다.

최근 연구를 보면, 같은 아포 E4를 가진 사람이라도 운동을 꾸준히 하고, 혈당·혈압을 잘 관리하면 비 보유자와 비슷한 수준으로 위험이 줄어듭니다. 이런 이유로 아포 E4를 가진 집단이 20% 정도이지만 유전병이 5% 정도 이하로 이야기한 것입니다.

또, 치매 예방 노력인 식습관, 생활 습관, 환경관리도 매우 중요해요. 베타아밀로이드를 잘 만들어 내는 21번, 14번, 1번, 11번 염색체 돌연변이로 조발성 알츠하이머 치매가 올 운명으로 태어나도 예방 노력을 열심히 하면 발병되는 나이를 많이 늦출 수 있습니다.

알츠하이머 치매 이외에 혈관성 치매는 생활 습관 병이 아닌가요?

좋은 질문입니다. 혈관성 치매도 유전이 되는 카다실(CADASIL)이라는 피질하 혈관성 치매도 있지만 극히 일부분이며 거의 대부분은 생활 습관 병입니다. 물론 비만, 당뇨, 고지혈, 고혈압이 잘되는 체질적 영향도 받지만 생활 습관을 잘 관리하면 얼마든지 피할 수 있습니다.

전두측두엽 치매는 어떤가요?

전두측두엽 치매는 유전적 영향을 가장 많이 받습니다. 10~20%는 유전형입니다. 45~65세 사이에 잘 생깁니다.

레비소체 치매나 파킨슨병 치매는 어떤가요?

레비소체 치매나 파킨슨병 치매는 대부분 비유전성입니다. 즉, 부모에게서 직접 유전되지 않는 경우가 90% 이상이에요. 하지만 최근 연구에서 일부 유전자 변이가 레비소체 및 파킨슨 치매의 발병 위험을 높이는 것으로 밝혀졌습니다. (SNCA and SNCB유전자)

결국 유전자는 우리가 바꿀 수 없지만 그 유전자의 '스위치'를 켜거나 끄는 건 우리가 할 수 있다는 거네요.

맞습니다. 유전은 '씨앗'일 뿐 그 씨앗을 어떤 토양에서 키우느냐가 인생을 결정합니다.

오늘 이야기 정말 힘이 됩니다. 부모님이 치매였더라도, 그건 내 인생의 '예고장'이 아니라 '경고장'일 뿐이라는 말이네요.

정확히 말씀하셨어요. 가족력이 있다면 더 일찍부터 뇌 건강검진, 식습관, 운동, 수면 관리를 하시면 됩니다. 유전은 바꿀 수 없지만 뇌세포의 활력은 언제든지 되살릴 수 있습니다.

2장

치매 예방! 골든 타임을 잡아라

깨어 있는 뇌를 위한 점검 습관

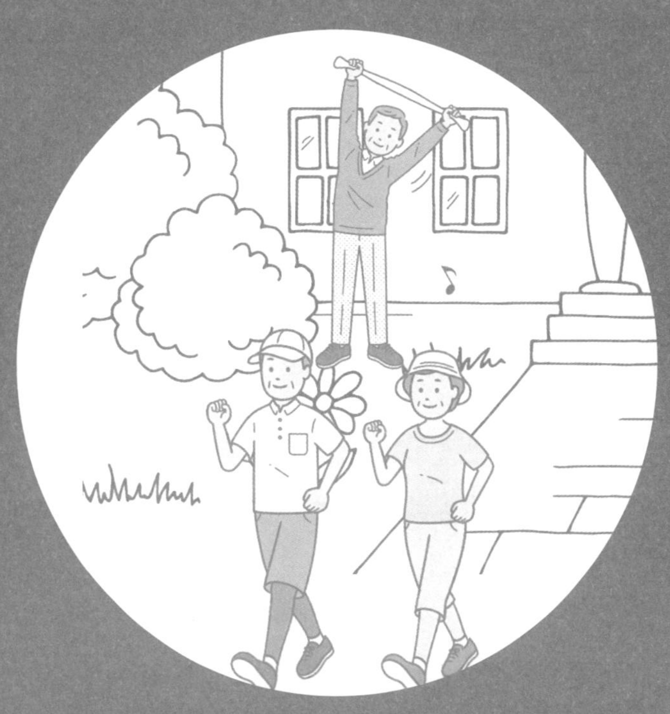

11.
한눈에 보는 치매 기초상식,
치매의 종류와 증상

흔히들 치매라고 하면 '기억력이 나빠지는 병'으로 생각하지만 실제로는 '뇌의 어느 부위부터 망가지는가'에 따라 치매의 종류가 다르고 증상도 완전히 다르다고 하더라고요?

맞습니다. 치매는 하나의 병이 아니라 '뇌의 어느 부위에서 병이 시작되느냐'에 따라 완전히 다른 치매가 되죠.

- 해마에서 시작되면 알츠하이머 치매

- 전두측두엽에서 시작되면 전두측두엽 치매

- 기저핵과 흑질에서 시작되면 파킨슨형 치매

- 혈관이 막히거나 터지면 혈관성 치매

즉, 치매는 뇌가 나빠지는 곳이 어디서 먼저 일어나느냐
에 따라 치매의 종류가 달라집니다. 기억력이 상당히 좋
은 치매도 있어, 초기에 치매인지 잘 모를 수 있습니다.
이런 차이를 알면 치매를 빨리 알 수 있고 더 좋은 치료결
과를 얻을 수 있습니다.

가장 흔한 알츠하이머는 어디서부터 시작되나요?

먼저 해마가 손상됩니다. 해마는 새로운 기억을 저장하
는 '기억의 입구'인데, 여기가 망가지면 '오늘 점심에 무
엇을 먹었는지' '약은 먹었는지'와 같은 단기 기억이 사라
집니다.

그래서 '어제 일은 기억 안 나지만 30년 전 일은 또렷하
다'는 거군요? 진행 과정은 어떤가요?

그렇죠. 진행 과정은 이렇습니다.

1. 내측 측두엽의 해마가 망가지면서 새로운 기억이 입
   력되지 않습니다.
2. 기존의 증상이 심해지는 가운데 새로운 증상이 생기
   기 시작합니다. 측두엽 바깥쪽과 두정엽으로 번지면
   말을 이해하는 능력과 인식력이 떨어집니다. 대화의
   내용을 이해하지 못하거나 시간을 인식하는 능력이
   떨어지고, 공간을 인식하는 능력도 떨어집니다.

3. 두정엽과 후두엽 연합 영역으로 번지면서 시각의 이해와 처리 능력이 나빠져 사물의 위치를 혼동하거나 착시나 환시가 나타날 수 있습니다.

4. 전두엽으로 진행하면서 계획·판단·결정하는 능력이 떨어져 사람이 둔해지고 우유부단해지며 오래된 기억도 사라집니다.

5. 감정 조절, 사회적 행동을 담당하는 부위가 망가져 성격의 변화, 무관심(무감동), 충동적 행동 등이 나타납니다.

6. 기저핵 및 소뇌 연결 부위에서 운동 조절, 보행, 삼킴 기능이 점차 약해져 말이 어눌해지고, 삼키기 어렵고, 보행이 불안정해집니다.

7. 후기에는 거의 움직이지 못하거나 누워 지내는 상태가 됩니다.

결국 해마에서 시작하기 때문에 기억력이 먼저 떨어지고 이어서 다른 뇌 영역으로 퍼지면서 새로운 증상이 생기는 거네요?

맞습니다. 알츠하이머의 핵심은 '기억의 회로가 서서히 타 들어가는 병'입니다.

혈관성 치매는 좀 다르죠?

그렇습니다. 혈관성 치매는 뇌혈관이 막히거나 터지면

서 생깁니다. 특히 기저핵, 시상, 백질 같은 피질 아래 부위가 손상됩니다.

그래서 기억력이 나빠지기보다는 생각이 느려지는 속도 저하형 치매예요. 말하거나 행동하는 속도가 느려지고, 판단력이 떨어지며, 감정의 기복이 심해집니다. 한동안 괜찮다가 계단처럼 갑자기 확 나빠지는 형태죠.

알츠하이머는 서서히 나빠지는데 '혈관성 치매는 갑자기 떨어진다' 이게 핵심이네요.

네, 맞습니다. 그리고 미세혈관 손상과 백질변성은 '만성 산소 부족'으로 인해 일어나기 때문에 고혈압, 당뇨, 고지혈증 같은 생활 습관 병이 근본 원인이죠.

이번엔 전두측두엽 치매죠. '성격이 달라지는 치매'라고도 하던데요?

맞습니다. 이 병은 전두엽과 측두엽 앞부분, 즉 인격과 감정 조절의 중심부에서 시작됩니다. 그래서 기억력은 멀쩡한데, 성격이 돌변합니다. 예를 들어, 평소 점잖던 분이 갑자기 막말을 하거나, 자제력이 사라져 충동적 행동을 하고, 돈을 마구 쓰거나, 식욕이 폭발하는 식입니다.

가족이 정말 힘들어 하겠네요.

그렇죠. 초기에는 정신 질환으로 오해받기 쉽습니다. 이

병은 좌측 측두엽에 시작되면 언어장애(단어를 잊거나 문장을 못 만듦)가 우측 전두엽에 시작되면 공감 능력 상실, 감정의 냉각이 먼저 옵니다.

레비소체 치매는 또 독특하다고 들었어요.

네, 레비소체 치매는 대뇌피질 전체에 알파시누클레인이라는 단백질(레비소체)이 쌓이면서 생깁니다. 특히 시각연합 피질이 침범되기 때문에 생생한 환시(幻視)가 특징이에요. 보통 없는 사람이 보이거나 벌레가 기어 다니는 걸 본다고 호소합니다.

다른 특징은 없나요?

의식의 기복이 심하며 손 떨림, 경직 등의 운동증상과 환시, 혼동 등의 인지 증상이 같이 옵니다. 특히 렘 수면장애로 꿈속 행동을 실제로 하는 증상이 선행될 수 있죠. 즉, 파킨슨 증상보다 인지장애가 먼저면 레비소체 치매, 운동증상이 먼저면 파킨슨 치매라고 구분합니다.

결국 손상 부위가 다르기 때문에 증상도 완전히 다르게 시작하는군요.

그렇습니다. 치매는 단순히 '기억의 병'이 아니라 '뇌의 어느 회로부터 망가지느냐에 따라 인생이 달라지는 병'입니다.

결국 우리가 기억력을 지키려면 뇌 전체를 골고루 보호

해야겠네요?

그렇습니다. 뇌는 하나의 기관이 아니라 기억, 감정, 운동, 판단이 연결된 네트워크입니다. 어느 한 부위가 약해져도 전체 기능이 흔들리죠.

그래서 기억이 약해진 것을 스스로 느끼는 주관적 인지저하가 가장 좋은 회복의 기회이며 늦어도 기억력의 저하로 실수하는 경도인지장애부터는 적극적인 뇌세포재활치료가 필요합니다.

이때 혈류를 개선하고, 염증을 줄이고, 생활 습관을 바꾸면 뇌세포는 얼마든지 회복할 수 있습니다.

12.
치매의 시작점은 사람마다 다르다

치매는 정말 빠르게 나빠지는 병입니다. 보호자가 "오늘만 같아라" 하며 간절히 원해도 어느새 잠시도 눈을 뗄 수 없는 상황으로 빠지고, 또 얼마 지나지 않아 대소변을 가리지 못하는 등 일상생활능력이 매우 나빠지게 되고 배우자나 같이 사는 자식도 몰라보게 되는 병이죠.

치매 환자를 가족으로 둔 분들이 가장 두려워하는 말이 있죠. "이제 나도 몰라 보네요" 이럴 때 정말 세상이 무너지는 기분이 듭니다.

맞아요. 하지만 그 상황이 갑자기 오는 건 아닙니다. 치매는 분명한 '단계적 변화'를 거칩니다. 오늘은 그 단계를 이해해서, 가족이 미리 준비하고 대처할 수 있도록 도와드리려 합니다.

치매는 기억만 나빠지는 병이 아니라 성격·감정·행동까지 변하는 병이잖아요. 그래서 '언제, 어떻게 달라지는가'를 아는 게 정말 중요하죠.

맞습니다. 치매의 진행 단계별 특징을 알고 마음의 준비를 하는 것, 그게 바로 환자를 돌보는 가족의 '마음의 방패'가 됩니다.

치매 초기의 증상 특징이 무엇인가요?

치매도 종류에 따라 초기 증상이 조금씩 다릅니다. 알츠하이머 치매 초기에는 주로 기억력이 나빠집니다. 경도인지장애 증상과 겹쳐 있어 초기엔 스스로 기억 변화를 인식하기도 합니다. "내가 왜 방금 한 말을 또 하지?" "방을 왜 들어왔더라?" 이런 말이 자주 나오죠. 스스로 깜빡한다고 표현하기도 합니다.

초기에 집중력 판단력도 떨어져 경제 행위가 어려워집니다. 시간 개념이 많이 나빠지고, 공간지남력도 나빠져 길을 잃기 시작합니다. 안면인식력도 나빠져 최근에 알게 된 사람을 몰라보고, 자주 보지 않는 친구나 친지도 낯설기 시작합니다. 그리고 일상생활도 조금씩 어려워지기 시작합니다.

주변에선 "나이 들어서 그래" 하고 넘기기 쉽죠.

그렇죠. 그런데 이 시기가 치매 치료의 골든 타임입니

다. 혈류 개선, 수면 관리, 영양 보충, 스트레스 조절을 하면 회복이 가능하고, 진행을 늦출 수 있습니다. 사실 치매 초기보다는 경도인지장애가 치매가 되지 않을 수 있는 골든 타임이고, 그보다 더 먼저 주관적 인지저하가 똘똘백세로 가기 위한 골든 타임입니다. 이런 초기의 기간이 2~4년이며, 젊을수록 빨리 진행하고, 나이가 아주 많으면 신체기능이 빠르게 쇠약해지면서 진행이 빨라질 수 있습니다.

치매 중기가 되면 어떤 특징이 있나요?

이런 기간이 평균 3~5년입니다. 공간지남력도 많이 사라져 가까운 곳에서도 집을 찾기 힘들어지고 자주 보지 않는 지인이나 자식도 몰라보기 시작합니다. 또 감정 기복이 심해지고 의심, 분노, 우울이 나타나죠.

가족분들이 가장 힘들어하는 시기네요.

맞아요. 이때 중요한 건 환자에게 논리로 설득하지 말고 감정으로 공감하는 것입니다. 뇌의 논리 회로보다 감정 회로가 많이 남아 있기 때문이죠.

말기 전반부의 특징은요?

말기 전반부에는 이제 자기 자신과 가족을 구분하기 어려워집니다. 하지만 여전히 정서적 교감은 남아 있습니다. 따뜻한 손길, 부드러운 말 한마디가 환자에게 깊이

전해집니다.

그러니까 '감정은 마지막까지 남는다'는 말이 사실이네요.

그렇습니다. 그래서 이 시기 돌봄의 핵심은 '기억이 아닌 감정으로 연결되는 것'입니다.

말기 후반부는 어떤가요?

마지막 단계에서는 뇌의 인지 영역을 넘어 생명 기능까지 침범하여 호흡, 삼킴, 움직임 같은 생명 유지 기능까지 약화됩니다. 하지만 이때도 음악, 향기, 손의 온기에는 반응을 보입니다. 즉, 뇌의 감정 회로 일부는 여전히 살아 있는 것이죠.

그렇다면 이 시기 가족에게 가장 필요한 건 '이해와 사랑'이군요.

맞습니다. "이제 아무 감정이 없을 거야"라고 단정하지 말고, 마지막까지 따뜻하게 교감해 주는 것이 진정한 치료입니다.

치매 종류별 단계별 특징

알츠하이머는 기억력 저하에서 시작해 점진적으로 감정과 인지기능이 무너집니다.

혈관성 치매는 계단식 악화가 특징이에요. 조금 회복되고 유지되다가 갑자기 나빠지는 걸 반복하죠. 중풍 후에 시작되는 경우가 많습니다. 진행 속도가 상대적으로 빨라 초기 기간이 1~2년, 중기 기간은 2~4년입니다.

전두측두엽 치매는 초기에 기억보다 성격 변화가 두드러집니다. 이성적인 분이 갑자기 충동적이 되거나, 식탐, 무감각, 무관심으로 바뀌죠. 진행되면 언어 능력도 급격히 저하됩니다. 50~60대 조발형이 대부분으로 초기 기간이 2~3년이며, 중기 기간이 3~4년입니다.

레비소체·파킨슨 치매는 환각이나 생생한 꿈, 몸의 경직, 걸음 불안정이 함께 옵니다. 특히 하루 중 인지의 '좋고 나쁨'이 반복되는 변동성이 특징입니다. 초기기간이 1~3년이며, 중기가 3~4년 정도됩니다.

결국 치매의 각 단계마다 환자는 다른 증상이라는 언어로 도움을 요청하고 있네요.

그렇습니다. 치매는 점점 더 빠르게 나빠지는 병이지만 그 과정에서 나타나는 언어를 이해하고 공감하는 것이, 가장 강력한 치료이자 예방법입니다.

13.
60세 이후 뇌 건강은 루틴이 답이다

60세 이후 뇌 건강은 매일 10분 루틴에 달려 있습니다. 무엇이라도 지금 당장 시작해 보는 것이 좋습니다. 일단 시작하면 더 좋은 루틴이 만들어지거든요. 그렇죠, 원장님?

그렇습니다. "시작이 반이다"라는 말처럼 일단 시작해야 이루어지든 말든 하겠죠. 예를 들면, 어디에 가겠다고 생각만 하고 집에만 있으면 목적지에 절대로 갈 수가 없죠. 일단 집을 나서야 목적지로 갈 수 있죠.

거창하게 시작할 필요는 없습니다. 빠르게 뛰어야만 목적지에 도달하는 것은 아니죠. 오히려 용두사미나 작심삼일로 끝나기 쉬운 거창한 시작보다는 우선 편하게 할 수 있는 것을 먼저 시작해 보는 것이 좋습니다. 움직임이

귀찮은 귀차니스트도 쉽게 시작할 수 있는 '뇌 건강 지키기 매일 10분 루틴'을 소개합니다.

게으른 귀차니스트도 쉽게 시작할 수 있을 정도라면 누구나 시작할 수 있을 정도로 가벼운 루틴이군요?

그렇죠. 60세가 넘으면 갑자기 기억력이 떨어지고, 치매 걱정을 하시는 분들이 늘어납니다. 걱정만 하지 마세요. 아무것도 안 하는 것보다는, 뇌 자극을 주는 것이 좋습니다. 뇌 운동을 조금씩이라도 시작하면 좋습니다. 뇌세포는 자극만 해도 다시 깨어날 수 있기 때문입니다. 제가 진료실에서 실제로 환자들에게 권하고 있으며, 귀차니스트도 효과를 본 루틴입니다.

첫째, 아침 햇볕 쬐기 10분

햇빛은 수면 호르몬인 멜라토닌과 행복 호르몬으로 알려진 세로토닌의 조절을 돕습니다. 수면과 기분 그리고 인지기능에 큰 영향을 줍니다. 매일 아침 7시에서 9시 사이, 햇빛을 10분만 쬐어 보세요. 우리 몸의 일주기 생체리듬을 안정시켜 수면의 질이 좋아지고, 다른 생리 기능에도 도움이 됩니다.

커튼을 젖히고 창문을 열어서 밝은 바깥을 바라보세요. 간접적으로 햇빛을 받아도 안 받던 것보다는 좋습니다.

더불어 맑은 공기를 크게 들이마시는 것도 뇌를 자극합니다. 창문을 닫고 밤새 잠을 자면 방 안과 머리에 산소가 부족해져 있기 때문입니다.

그런 다음, 햇빛을 받으며 10분이라도 걸어보는 것이 더 좋습니다. 걷다 보면 뛸 수도 있습니다. 진료를 받는 분들 열 중 여덟아홉은 비타민D의 심각한 부족 상태이기도 합니다. 비타민D가 부족하면 뼈 건강에 나쁘기도 하지만 면역기능과 항산화 능력이 떨어지면서 뇌에 만성염증이 잘 생기고, 치매로 발전할 가능성이 커집니다.

창문을 열고 밝은 바깥을 바라보는 정도는 귀차니스트도 충분히 시작할 수 있는 수준이네요. 햇빛뿐만 아니라 맑은 공기를 크게 들이마시는 것도 뇌를 자극한다는 말씀, 정말 새겨들을 만한 이야기입니다. 그리고 의외로 비타민D가 부족한지 사람들은 잘 모르죠. 또 다른 쉬운 루틴으로 무엇이 있나요?

둘째, 4-7-8 호흡법입니다.

4초 들이쉬고, 7초 멈추고, 8초 내쉬는 이 호흡은 뇌에 산소를 충분히 공급하고 자율신경을 안정시킵니다. 매일 5회씩만 해 보세요. 불안, 우울, 집중력 저하에 정말 효과적입니다. 특히 7초 참고, 8초에 천천히 내쉴 때 부교감신경이 활발해지면서 심신이 안정됩니다. 자기 전

에 하면 긴장이 풀리고 잠이 잘 와서 더 좋습니다. 아침
에 하면 졸음이 가시며 오히려 밤새 해결되지 못한 신체
의 긴장을 푸는 데 도움이 됩니다.

셋째, 하고 싶거나 기억해야 할 단어 5개 쓰기입니다.

오늘 하루 하고 싶은 소원의 핵심 단어나 기억해야 하는 단어
5개를 적어 보세요. 일상에서 단어를 기억하고 반복하는 것
만으로도 해마가 자극되고 인지기능이 향상됩니다. 기억하
는 습관이 기억력을 높여 줍니다. 가능하면 소리 내면서 기도
하는 마음으로 쓰는 것이 더 좋습니다.

이렇게 매일 10분만 투자하면, 뇌 건강은 충분히 지켜 낼
수 있습니다. 사실 저도 몸을 움직이기 싫어하는 게으른
귀차니스트였습니다. 하지만 놀라운 변화가 생겼습니
다. 저는 이 루틴을 시작하고 얼마 지나지 않아 매일 아
침 열심히 운동을 할 수 있게 되었습니다.

지금은 비탈길이나 산길에서 뛰기도 합니다. 지금 말씀
드린 간단하고 쉬운 루틴만 시작해도 누가백활로 갈 수
있는 새로운 완벽한 루틴이 생깁니다. 70세가 넘은 분들
에게도 적극적으로 권장하고 있습니다.

지금부터라도 늦지 않았습니다. 60대 이후 건강을 지키
고 치매를 예방하려면 일상에서 실천할 수 있는 습관이

매우 중요합니다. 쉬운 루틴이라도 먼저 실천해야 더 좋은 루틴이 생깁니다. 여러분, 회복은 기적이 아니라 꾸준함의 결과입니다. 포기하지 않고 함께 한다면 누구든 가능성이 있습니다.

14.
잠 못 자서 병원 왔는데, 치매 초기였어요

연로하시면 이래저래 아픈 것이 많아지는데, 대부분 나이 탓으로 생각하거나 증상을 무시하면서 사는 것 같아요. 나이 들면 불면도 는다고 하는데, 잠을 계속 설치면 치매가 되기 쉽다고 하죠. 어떤 분이 불면이 심한 어머님과 진료를 받으러 갔더니 치매라는 진단을 받았다고 합니다.

그럴 수 있습니다. 이분의 경우는 불면이 가장 큰 문제였다는 것이죠. 기억력과 주의 집중력, 사고력, 추론, 결정력이 떨어지고 언어 능력, 일 처리 능력 등이 떨어지거나 우울증이 생겨도 나이 탓이라고, 노환이라고 가볍게 생각하는 경우가 많죠. 그래서 불면을 치료하러 갔는데, 치매라는 진단을 받을 수 있습니다.

평소에 연세가 드신 부모님을 세심하게 관찰할 필요가 있습니다.

생각보다 많은 분이 겪고 있는 '불면', 특히 나이가 들수록 잠이 잘 오지 않는 이유가 무엇인가요?

나이 들수록 멜라토닌과 같은 수면 호르몬이 줄어들어, 밤낮을 알아보는 생체시계가 둔해지기 때문입니다.

깊은 수면이 줄어들고, 얕은 수면이 늘어나는 수면 구조로 변해서 소변이 마려워 깬다거나 하죠. 다양하게 여기저기 아픈 데가 많아지는 것도 수면 필요량이 감소했기 때문입니다.

이러한 변화는 노화의 자연스러운 과정이지만 만약 일상생활에 지장이 있을 정도로 심하다면 원인을 정확히 진단하고 적절히 관리하는 것이 중요합니다.

불면이 어느 정도로 심해지면 치매로 가기 쉬운가요?

수면이 부족하면 70대 이후에 치매 위험이 커집니다. 치매가 발병하는 평균 나이는 77세였으며, 불면은 치매 진단 10~25년 전부터 있었던 것으로 나타났습니다.

50세 이후에 6시간 이하의 수면이 10년 이상 지속할 경우, 70대 이후 치매 위험이 30% 이상 증가합니다. 특히 5시간 미만의 심각한 수면 부족은 위험을 2배까지 높일 수 있습니다.

건강한 뇌를 위해 매일 7시간 이상 충분한 수면을 유지하는 것이 중요합니다

수면 부족뿐 아니라 수면 무호흡증, 수면의 질 저하, 수면장애도 치매 위험을 높입니다. 불면이 치매의 원인인지, 불면 자체가 치매의 전조증상인지는 완전히 밝혀지지 않았으나 장기적으로 잠이 부족하면 치매 발병 위험이 커지는 것은 여러 대규모 연구에서 일관되게 관찰되고 있습니다.

불면 때문에 인지 증상이 나빠지기도 하나요?

그렇습니다. 기억력이 떨어지고, 집중력이 저하되며, 사고력, 이해력, 판단력, 학습 능력 등 다양한 인지기능이 전반적으로 나빠집니다. 피로하고 무기력해지며, 낮에 지나치게 졸리는 등 뇌 기능이 떨어진 증상이 나타납니다. 자연히 감정 조절도 힘들어서 충동성이나 공격성과 같은 행동 문제로도 나타날 수 있습니다. 특히 고령층에서는 이러한 변화가 치매 초기 신호일 수 있습니다.

수면제 복용이 인지 능력 감퇴와 관련 있는 이유는 무엇인가요?

수면제는 뇌 기능을 억제하는 신경전달물질의 활성을 증가시킵니다. 이로 인해 중추신경계가 억제되어 안정과 수면이 유도되지만 동시에 뇌의 전반적인 신경 활동

이 저하되어 집중력, 기억력 등의 인지기능 저하가 발생할 수 있습니다.

장기간의 수면제 복용은 기억력에 중요한 역할을 하는 해마의 기능을 억제할 수 있습니다. 이로 인해 건망증, 기억상실, 알츠하이머병 등 치매 발병 위험을 높일 수 있음이 보고되었습니다.

뇌 전체의 신경 활동을 억제하기 때문에 집중력 저하, 의식 저하, 낮 시간 졸림, 판단력 저하 등의 다양한 인지적 부작용은 물론 섬망으로 사고가 날 수도 있습니다.

특히 1년 이상, 고용량 복용, 고령 여성에서 위험이 더 컸습니다. 다만 모든 연구에서 인과관계가 명확하게 입증된 것은 아니며, 불면증 자체가 치매의 초기 증상일 수 있다는 점도 고려해야 합니다.

장기간 사용 시 약물 의존성과 내성이 생겨 점차 용량이 증가하고, 이로 인해 부작용 위험도 커집니다. 오남용 시 인지기능 저하가 더욱 두드러질 수 있습니다.

불면이 있으면 우울증이 잘 생기고, 우울증이 있어도 불면이 잘 생기지 않나요?

그렇습니다. 우울증이 있으면 80~90%에서 불면증이 잘 생기고, 불면증 환자 중 20~40%가 우울증이 생깁니다. 불면증에서 우울증이 파생되는 이유는 수면 부족이 수면을 유도하는 신경전달물질 세로토닌, 멜라토닌, GABA 감소, 불균형을 일으켜 감정 조절을 담당하는 전두엽-편도체 회로에 부정적 영향을 주기 때문입니다.

그리고 노인성 우울증은 노년기에는 고혈압, 고지혈증, 당뇨 등으로 인해 모세혈관이 막히면서 혈액순환장애가 발생할 수 있고, 이로 인해 '혈관성 우울증'으로 나타날 수 있습니다.

불면으로 고생하면서도 여러 가지 이유로 수면 유도제나 항우울제를 드시기 싫어하는 분도 있습니다. 한약으로 치료받기를 원하는 사람도 있나요?

그렇습니다. 불면의 다양한 원인에 따라 다양한 한약을 씁니다.

젊은 나이라면 열이 위로 떠서 열을 내리는 한약을 쓰는데, 노인의 불면은 기가 딸리고 수면으로 향하는 깔딱고개를 넘어갈 힘도 부족하다고 봅니다. 기를 보하고 혈액순환을 개선하는 한약을 씁니다.

혈관이 좁아지거나 막히면 뇌로 가는 산소와 영양 공급이 줄어들어 우울증이 생길 수 있습니다.

혈관성 우울증 환자는 일반 우울증과는 다른 특징을 보이기도 합니다.

저에게 오시는 많은 치매 환자분이 불면도 같이 갖고 계십니다.

특히 기억이 나는 분은 불면 때문에 수면 유도제를 복용하면 다음 날 낮에 섬망 증상이 나타났습니다. 그래서 기를 보하고 어혈을 치료하는 한약을 써서 우울증과 불면이 완전히 해결되었습니다.

약물 이외의 또 다른 개선 방법으로 운동 등으로 혈액순환이 개선되면 뇌의 세로토닌 합성이 촉진되어 우울증 완화에 도움이 됩니다. 순환 운동(유산소 운동 등)은 뇌의 세로토닌 수치를 높이고, 이는 항우울제와 유사한 효과를 낼 수 있습니다.

신체 활동량이 적고 장시간 누워만 있으면 우울감과 무기력, 불면 위험이 커집니다. 반대로, 가벼운 활동만으로도 경중의 우울감이나 무기력감이 해소될 수 있습니다.

불면이 문제인 줄 알았더니 치매라는 진단을 받을 수도 있는 것처럼 기억력이 크게 떨어지지 않는 치매도 있군요?

그렇죠. 알츠하이머 치매를 제외한 대부분 치매는 기억력이 초기에는 크게 떨어지지 않아 치매인 줄 모르는 경우가 많습니다.

단순히 노환으로 착각하기 쉬운 증상들을 알려 드릴게요. 불면이나 우울증, 이유 없이 크게 화를 내는 등의 부

적절한 감정 표현, 이해하기 힘든 행동과 반응, 걸음걸이
가 짧아지고 뒤뚱거림, 잦은 악몽 등의 증상이 있다면 치
매 검사를 받아 보는 것이 좋습니다.

치매 초기 바로 전 단계인 경도인지장애, 그 이전인 주관
적 인지저하일 때부터 뇌를 열심히 자극하고 뇌세포재
활치료를 받는 것이 좋습니다.

여러분, "당신의 뇌세포는 아직 살아 있습니다!" 지금 이
말을 믿고, 오늘부터 시작해 보세요.

15.
뇌 건강에 수면이 특히 중요한 이유

잠을 못 자면 다음 날 많이 피곤합니다. 피곤한 것도 머리에 나쁘지 않나요?

그렇습니다. 하루만 잠을 제대로 못 자도 뇌세포가 파괴된다는 사실, 아셨나요? 불면은 단순히 피곤하고 끝나는 게 아니라 치매를 만듭니다. 잠은 뇌를 회복시키는 시간입니다. 수면이 깨지면 기억도 깨집니다.

많은 분이 겪고 있는 '불면', 이전과 이어서 그것이 뇌에 어떤 영향을 주는지, 특히 치매와 어떤 연관이 있는지 알아보겠습니다.

수면은 생체리듬과 신진대사를 안정시킵니다. 뇌 노폐물 제거 시스템 활성화와 독성 단백질 축적 방지를 통해 피로와 신체를 회복하고, 기억력과 뇌 기능을 좋게 하죠.

수면이 뇌에 미치는 결정적인 영향이 무엇인가요?

각성 중일 때보다 수면 중 뇌 혈류가 증가할 때가 있습니다. 수면이 단순히 에너지를 아끼기 위한 소극적 과정이 아니라 뇌의 건강과 항상성 유지를 위한 적극적이고 필수적인 과정임을 뒷받침하는 중요한 생리적 증거입니다.

렘 수면이 아닌 단계에서 뇌의 세동맥이 확장되며, 혈류량이 각성 상태보다 30% 이상 증가합니다. 에너지 보존이 목적이라면 수면 중 혈류량이 감소해야 하지만 실제로는 혈류량이 증가하는 반대 현상이 관찰됩니다.

혈류량이 증가하는 이유가 궁금합니다.

혈류량 증가는 뇌 노폐물(베타아밀로이드 등) 제거를 위한 글림프 시스템 활성화에 필수적입니다.

뇌에는 림프관이 없어 노폐물 제거가 글림프 시스템을 통해 배설됩니다. 깊은 잠이 들면 뇌세포의 전기적 흥분이 줄어들면서 세포 부종이 줄어듭니다. 세포가 수축하면서 세포 사이에 틈새가 생기고, 혈관의 박동과 뇌파에 의해 뇌척수액이 세포 사이로 스며들면서 노폐물이 제거됩니다.

글림프 시스템이 제대로 작동하지 못하면 머리가 빠르게 나빠지나요?

그렇죠. 잠을 자는 동안 우리 뇌에서는 낮 동안 쌓인 베타아밀로이드 단백질이 제거되고, 손상된 신경세포가 복구되며, 기억과 감정 정보가 정리됩니다. 이 모든 과정이 제대로 이루어지지 않으면 뇌는 서서히 망가지기 시작합니다. 단 하루만 제대로 잠을 못 자도, 뇌세포는 손상될 수 있습니다.

수면 부족이 치매를 부르는 이유가 글림프 시스템의 약화로 아밀로이드 단백질이 뇌에 쌓이는 것인가요?

베타아밀로이드 단백질이 뇌에 쌓이는 것이 알츠하이머의 핵심 원인이 됩니다.

또한, 전기적 흥분이 정리되지 않아 집중력 저하, 기억력 감퇴, 감정 기복 등도 동반되어 일상생활에 지장을 주며, 서서히 인지기능 저하로 이어질 수 있습니다. 하루만 수면이 부족해도 베타아밀로이드 침착량이 5% 증가하며, 장기적 축적은 알츠하이머 발병 위험을 높입니다.

깊은 수면 중 비 렘 수면은 단기 기억을 장기 기억으로 전환하는 데 필수적입니다. 연구에 따르면, 같은 양의 베타아밀로이드가 축적된 경우에도 깊은 잠을 잔 사람은 기억력 테스트에서 더 높은 성적을 보입니다.

원장님, 실제 사례도 소개해 주세요!

많은 환자가 불면으로 고생하며 치료로 인지기능이 좋

아지면서 동시에 불면이 호전되는 경우를 많이 봅니다.

20년 이상 우울증과 불면증으로 고생하신 90대 여성분은 5년 전에 치매 판정을 받았습니다. 수면제를 복용하면 심한 섬망이 생기고 소화제만 먹어도 위가 아픈 분이라 뇌세포재활치료와 혈액순환을 호전시키는 한약으로 치료를 진행했습니다. 이후 인지기능이 좋아져 지금도 홀로 사는 생활이 가능하고 지긋지긋한 불면도 호전되어 제대로 주무십니다.

불면을 이기기 위한 루틴은 무엇인가요?

오늘부터 시작할 수 있는 루틴 다섯 가지를 알려 드리겠습니다.

1. 수면 일기 작성 - 자신만의 리듬 파악하기
2. 저녁 9시 이후 스마트폰 OFF - 멜라토닌 생성 방해 요소 차단
3. 따뜻한 족욕 10분 - 말초 혈액순환을 통한 이완 유도
4. 4-7-8 호흡법 5분 - 신경계 안정화
5. 한약 복용과 음식 치료 병행 - 체질에 맞는 회복 전략 필요

잠을 자는 시간은 뇌를 치료하는 시간이라고 했습니다.

불면을 방치하지 마세요. 뇌는, 수면을 통해 다시 살아난
다고 합니다. 지금부터라도 늦지 않았습니다.

16.
갑자기 쓰러지기 전에! 중풍 전조증상

중풍은 치매나 암 못지 않게 무서운 병으로 알려져 있는데요. 오늘은 '중풍 전조증상과 예방법'에 대해 이야기해 보겠습니다. 우리 주변에 중풍으로 갑자기 쓰러지는 분들 너무 많잖아요. 근데 미리 알 수 있는 방법이 있을까요?

있습니다. 중풍은 '갑자기' 온다고 느끼지만 사실 몸은 미리 경고 신호를 보내고 있습니다. 그걸 우리가 놓치고 있을 뿐이죠.

그럼 우선 중풍이 뭔지 정확히 짚어볼까요?

중풍은 뇌에 갑자기 혈액이 공급되지 않아 뇌가 다치고, 다친 부분의 뇌 기능이 사라지면서 마비나 감각 이상 등의 중풍 증상이 생깁니다. 중풍은 '풍에 중했다' 즉 '바람에 적중되었다'라는 말인데요. 바람을 맞아 나무가 쓰러지는 것처럼 갑자기 쓰러지는 병이라고 알려져 있죠. 중풍은 한의학 용어이며, 의학 용어로는 뇌졸중이라 합니다.

뇌졸중에는 주로 뇌의 혈관이 막혀서 발생하는 뇌경색과 터져서 발생하는 뇌출혈이 있습니다. 뇌혈관이 막히면 피가 통하지 않아서 뇌가 다치고 터지면 혈액이 뇌에 스며들면서 뇌를 압박하여 뇌를 손상시키고, 부종과 혈액순환장애가 생기면서 뇌의 손상이 커집니다.

그래서 쓰러지거나 말이 안 나오고, 반신이 마비되는 거군요?

맞습니다. 심하면 생명을 위협하고, 살아도 반신불수, 언어장애, 치매로 이어질 수 있습니다. 말을 하기 힘들거나, 팔다리를 제대로 움직일 수 없고, 머리가 나빠지는 장애를 평생 달고 살 수 있죠.

진짜 무서운 병이네요. 중풍이 생기기 전에 미리 알면 후유증도 줄일 수 있을까요?

그럼요. 제대로 알고 빨리 치료하면 뇌 손상과 후유증을 최소화 할 수 있습니다. 중풍 전조증상과 중풍 증상이 많이 겹치고 비슷하지만 전조증상은 중풍 증상에 비해 증상이 상대적으로 가볍고 지속시간이 짧습니다. 하지만 실제 중풍일 때 후유증이 심각해지므로 전조증상의 감별보다 빠른 진단과 치료가 급선무입니다. 골든 타임을 놓치면 회복이 어렵고 심각한 후유증이 남기 때문입니다.

중풍 전조증상, 뭐가 있나요?

중풍 전조증상 다섯 가지는 꼭 기억해야 하고, 빨리 (FAST) 조치해야 합니다.

- 한쪽 얼굴이 처진다 F
- 한쪽 팔다리에 힘이 빠지거나 마비된다 A
- 말이 어눌해지고, 발음이 꼬인다 S
- 지체하지 말고 응급실에 방문 T

이외에도 갑자기 어지럽거나, 중심을 잃거나, 정신을 잃을 수 있습니다.

갑자기 시야가 흐릿하거나 이중으로 보이고, 때로는 두통이 심해질 수도 있습니다.

이런 증상이 나타난다면 지체 없이 병원에 가야 합니다.

후유증을 많이 줄일 수 있는 골든 타임은 '뇌출혈 단 3시간!' '뇌경색 4.5시간!'입니다.

이런 증상들이 있다가 저절로 없어지는 경우도 있지 않은가요?

맞습니다! 이런 걸 일과성 허혈 발작(TIA)이라고 하는데, 보통 48시간~72시간 안에 진짜 중풍으로 이어질 수 있어요. 그러니 사라졌다고 방심하면 안 됩니다!

한의학이나 자연요법으로는 뭘 할 수 있나요?

예전부터 한의학에서는 중풍치료를 많이 해 왔습니다. 주로 몸의 과 긴장 상태 즉 교감 신경의 과 항진을 줄여주는 치료를 많이 합니다.

열을 내려준다고 하는데, 그 방법이 수화개제, 즉 자율신경의 균형회복을 돕는 치료를 많이 합니다. 열을 내리는 데 좋은 식습관 생활 습관으로 바꾸고 침, 기공, 한약 등으로 꾸준히 치료합니다.

중풍을 미리 막으려면 어떻게 해야 하나요?

비만, 당뇨, 고지혈증, 고혈압, 동맥경화 예방을 위해 금연과 절주를 해야 합니다.

- 꾸준한 운동 - 하루 30분 걷기
- 과식과 기름진 음식 줄이기
- 스트레스 해소 - 명상, 이완, 대화

중풍은 예고 없이 오는 게 아니라 경고하고 온다는 걸 알게 됐어요!

그렇습니다. 몸이 보내는 신호에 귀 기울이고, 이상한 느낌이 들면 병원을 미루지 마세요.

17.
김시효 원장이 알려 주는 중풍 진행 5단계

앞서 중풍이 생기기 직전의 '전조증상'에 대해서는 말씀
드렸습니다. 그 전조증상이 있기 전부터 감지하고 중풍
을 예방할 수 있다면 좋을 것 같아요. 원장님, '중풍 전조
증상'이 생기기 전에도 뇌가 보내는 신호도 있지 않나요?

당연히 있습니다. 중풍 전조증상은 중풍이 막 시작되는
증상이거나 시작되려다 마는 증상입니다. 이미 중풍이
시작된 경우, 동맥경화증의 진행 5단계로 진행되었을 수
있습니다. 다행히 중풍이 되려다 없어지는 때도 있습니
다. '일과성 뇌허혈증'으로 4단계입니다.

다시 말해서 중풍 전조증상이 나타나면, 5단계나 4단계
로 동맥경화증이 너무 많이 진행되었다는 것입니다. 그
런데 중풍을 제대로 예방하려면 늦어도 중풍 전조증상

이 생기기 전인 동맥경화증 진행 3단계 이전에 시작해야 합니다.

각 단계의 특징이 무엇인가요?

1단계는 동맥의 내피 손상 단계로 20대에 시작될 수 있습니다. 혈관 내막에 LDL 콜레스테롤이 침착되기 시작합니다. LDL 콜레스테롤이 산화되며, 이를 대식세포가 계속 잡아먹으면 '거품 세포'가 됩니다. 거품 세포가 모여 죽종이 만들어지기 시작합니다.

2단계는 지질 침착기로 30대에 시작되기도 합니다. 혈관 벽에는 죽상경화증의 초기 병변인 죽종이 생기기 시작하고 섬유화로 혈관 내피에 플라크를 형성하고 혈관 내강이 좁아지기 시작합니다. 대개 무증상으로 진행하지만 무리하면 어지러움, 귀 울림, 눈앞이 순간 어두워질 수가 있습니다.

3단계는 죽상 경화반 형성기로 40~50대에도 발생 가능합니다. 죽종이 커져 혈관의 내강 좁아져 산소 공급이 감소하고 혈관 협착이 생겨 혈압이 올라갑니다. 혈액순환 부족 증상이 생길 수 있으며 운동 시 협심증이 생길 수 있습니다. 늦어도 이런 3단계 이전부터 적극적인 중풍 예방을 위한 노력과 예방치료를 받아야 합니다.

4단계는 혈류 장애 단계로 50~60대부터 잘 발생합니다.

플라크 파열 위험이 증가하고, 혈전 발생 가능성이 커집니다. 수축기 혈압이 올라가고, 수개월~수년 동안 지속하며 일과성 뇌 허혈 발작 (TIA) 발생 가능성이 증가합니다. 일과성 뇌허혈증은 10~30분 내 증상이 저절로 회복됩니다.

5단계는 60대 이상에서 잘 발생하지만 젊은 나이에도 발생이 증가하고 있습니다. 혈관이 좁아지거나 혈전으로 인해 혈관이 거의 막히기 직전입니다. 심근경색, 뇌졸중 등이 발생하기 쉽습니다. 관련 증상으로 얼굴이 이상하거나 손이 마비됩니다. 말을 내뱉지 못하고 손발이 저리거나 감각 이상이 생길 수도 있습니다.

저는 가끔 아침에 손끝이 저리고, 글씨를 쓰면 이상해질 때도 있더라고요…

네, 그것도 동맥경화증이 많이 진행된 신호입니다. 손끝 감각 저하로 젓가락질이 둔해지고, 단추를 자꾸 놓치거나 합니다. 갑자기 핑 도는 어지럼증 이런 증상들이 반복된다면 뇌 혈류 이상을 의심해 보아야 합니다.

정신적인 문제인 줄 알았는데, 뇌 혈류 저하 때문일 수도 있군요! 중풍 예방을 위한 핵심 루틴을 말해 주세요.

뇌졸중을 막기 위해서는 이 세 가지 핵심 루틴을 지금부터 시작해야 합니다.

1. 음식, 운동, 스트레스 관리

    비만, 당뇨, 고지혈증, 고혈압, 동맥경화 예방과 치료

2. 혈전 예방을 위한 약물

3. 뇌 순환에 좋은 음식, 한약 활용

파, 양파, 부추, 마늘 같은 음식이나 단삼, 홍화, 우슬 등
의 한약이 미세순환을 돕고 뇌세포를 보호합니다.

18.
약, 하루 30알 드시던 분
지금은 7알만 드십니다

원장님, 오늘은 정말 많은 분이 질문하시는 주제죠. 손에 가득 약을 든 어르신들께서 많이 하시는 질문입니다. "약을 줄이고 싶은데…" 어떻게 해야 할까요?

답은 간단합니다. 약을 줄이기 전에, '내 몸 상태'를 바로잡는 것이 먼저입니다. 단약이 목표가 아니라 약 없이도 살 수 있는 몸을 만드는 게 진짜 목표예요. 몸이 건강해지면, 약이 필요가 없어집니다. 몸을 건강하게 만들면 자동으로 약을 끊을 수 있습니다.

사례로 소개하실 분도 약봉지를 여러 개 들고 오셨었죠?

그렇죠, 70대 남자 환자였고요. 심장내과에서 고혈압약, 피를 맑게 하는 약, 내분비내과에서 고지혈증약, 당뇨약,

통증의학과에서 진통제와 위장약, 신경과에서 인지기능 개선제와 수면제… 매일 4개 진료과에서 처방받은 7~8가지 계통의 약을 15개 이상 복용하고 있었습니다. 소화제나 위장보호제는 중복되기도 했습니다. 뇌세포재활 프로그램을 병행하면서 식이조절과 생활 습관 개선하면서 약을 줄여 드렸습니다.

어떻게 줄일 수 있었나요?

하나하나 다 필요한 약이지만 식습관과 생활 습관의 개선과 스트레스 관리로 대부분 증상이 완화되면서 약을 줄이거나 끊을 수 있게 되었습니다.

보호자가 주치의와 상의하여 고혈압약과 당뇨약은 줄였으며 증상과 결과가 좋아져, 진통제와 위장보호제와 수면제를 끊었고 인지기능 개선제는 소화 장애가 심해 처음부터 제대로 복용하지 않았습니다.

식습관, 생활 습관과 스트레스의 관리로 각기 다른 증상이 완화되거나 사라지는 이유가 무엇인가요?

각각의 증상이 다 다른 이유로 발생한 것처럼 보이지만 공통적인 특징은 몸이 너무 과긴장되어 있어 발생합니다. 즉 몸이 장기간 과도한 스트레스를 받으면 다시 스트레스를 받을 일이 없어도 바로 자동으로 긴장을 합니다. 이런 경우가 심하면 몸이 골병들었다고 합니다.

이럴 때 신경 말단에서 분비되는 신경전달물질이 혈압을 올리고, 염증성 사이토카인이 염증과 혈전이 잘 생기게 만들고, 인슐린 저항성이 당뇨병과 고지혈증을 악화시킵니다. 몸의 통증과 위장에 신경성 궤양이 생길 수 있으며 불면이 생기고 뇌의 염증으로 치매가 되기 쉽습니다.

각기 다른 병이지만 원인은 공통으로 몸의 과긴장으로 발생합니다. 식습관 생활 습관 개선과 스트레스 관리와 뇌세포재활치료의 도움으로 증상이 호전되고 약을 줄이거나 끊을 수 있었던 것입니다.

이런 좋은 결과를 언제 얻을 수 있나요?

식습관 생활 습관을 바꾸고 스트레스 해소로 아주 깊지 않은 병은 증상이 빨리 사라집니다. 하지만 고혈압과 당뇨병 같은 뿌리가 깊은 병은 이런 노력으로도 빨리 사라지지 않습니다. 그래도 증상이 약해져 약을 줄일 수 있고 오래 노력하면 끊을 수도 있습니다.

다른 약은 몰라도 혈압약 당뇨약을 끊을 수 없지 않나요?

좋은 말씀입니다. 혈압약은 뇌혈관 질환 및 심혈관 사고 예방에 중요하므로 혈압이 내려도 바로 끊지 말고 서서히 줄이면서 끊을 수 있습니다. 문제는 혈압약을 끊으면

3개월 이내에 다시 혈압이 오를 수 있으므로 자주 체크해야 합니다.

당뇨약은 먹는 음식량과 소모하는 열량에 따라 크게 변하므로 혈당 변화에 맞게 약을 드셔야 합니다. 이런 노력으로 혈당이 안정되면 주치의와 상의하여 조금씩 줄일 수도 있습니다. 그렇지만 항상 혈당의 변동 추이를 관찰해야 합니다.

약을 줄이는 것만으로도 좋아지지 않나요?

그렇죠. 약을 줄이면 오히려 좋아지는 부분도 있습니다. 약물은 약물 상호 작용이 있습니다. 약을 끊으면 약물 상호 작용이 사라지면서 의외로 좋아지는 부분도 있습니다. 역으로 설명하면, 약 종류가 늘면 부작용이 더 많이 늘 수 있습니다. 약은 단출하게 사용하는 것이 좋습니다.

그리고 이분처럼 증상이 호전되면 약을 끊을 수 있는 것이 아닌가요?

대증요법 약은 바로 끊어도 되지만 혈압약이나 당뇨약은 바로 끊으면 안 됩니다. 수면 유도제나 항우울제인 세로토닌 재흡수억제제도 점진적으로 줄이고 끊는 것이 좋습니다.

한약으로 치료하는 기간이 어느 정도 정해져 있나요?

치료기간에 대한 완벽한 정답은 없습니다. 다만, 우리의 관습과 비교해 추정해 볼 수 있으며 실제로 치료 상황에서 이런 논리에 부합되는 것을 볼 수 있습니다. 병이 좋아지는 것은 병이 얼마나 깊으냐에 따라 다릅니다. 대체로 병이 오래될수록 깊어질 가능성이 크죠.

병이 꽤 깊으면 백일잔치, 아주 깊으면 돌잔치, 암처럼 병이 매우 깊으면 삼년상을 치르는 것처럼 3년 이상 치료해야 합니다. 5년 생존율을 따지지는 것은 3년 이상 지나면 재발 가능성이 낮아지지만 넉넉잡고 5년 생존율을 따지는 것입니다.

그런데 치매와 같은 퇴행성 질환은 계속 치료해야 합니다. 치매의 전 단계인 경도인지장애도 계속 치료해야 할 수 있습니다. 경도인지장애의 전 단계인 주관적 인지저하는 6개월간 치료해야 합니다.

백세친구 백친 여러분, 여러 번 반복해서 말씀드리지만 회복은 기적이 아니라 꾸준함의 결과입니다. 함께 회복의 길을 걸어 봅시다!

19.
당신의 뇌세포는 아직 살아 있다

원장님, 많은 분이 뇌세포는 한번 죽으면 끝이라고 생각해요. 정말 그런가요?

반은 맞고, 반은 틀립니다. 뇌세포를 재생하기 어렵다는 면에서는 맞는 말입니다. 반면에 뇌세포의 재활은 가능하기에 틀린 말이기도 합니다.

재생과 재활의 차이가 무엇인가요?

재생은 죽은 뇌세포를 대신할 새로운 뇌세포가 만들어지는 것이며, 재활은 약해진 뇌세포의 활력을 회복시키는 것입니다.

뇌세포를 재생하기 어렵다면, 재생이 전혀 안 된다는 말은 아니군요?

그렇습니다. 재생되려면 줄기세포가 있어야 합니다. 뇌

의 해마 일부와 후각 신경의 망울에서 줄기세포가 발견됩니다. 극히 일부에서 재생이 되지만 그마저도 치매가 되면 거의 사라집니다. 치매가 되지 않아도 70대가 넘으면 이런 능력의 70~80%는 사라집니다. 크게 보면, 뇌세포는 재생이 되지 않는 것과 같습니다.

뇌세포재활이 가능하다는 말이 무엇인가요?

뇌의 활력은 20세까지 좋아지다가 이후 아주 미세하게 조금씩 그러나 가속도가 붙으면서 약해집니다. 나이가 들면서 뇌의 활력이 90%, 70%, 40%, 0% 이렇게 떨어지게 됩니다.

이런 흐름 속에 뇌는 노력에 따라 어느 정도 좋아질 수 있는 가소성이 있습니다. 뇌세포의 활력을 99%, 77%, 44%로 회복시킬 수 있습니다. 활력이 0%처럼 많이 떨어지면 뇌세포가 죽는데, 살아 있는 건 좀비 뇌세포가 됩니다. 좀비 뇌세포는 재활되지 않습니다. 죽은 뇌세포와 좀비 뇌세포가 많아지기 전에 그리고 남은 뇌세포가 많이 나빠지기 전에 뇌세포재활치료를 해야 합니다.

뇌세포재활치료를 해야 하는 이유가 무엇인가요?

가벼운 병은 음식을 치료할 수 있습니다. 하지만 잘못된 식습관이 오래 누적되고, 생활 습관과 환경요인들이 겹쳐 병이 깊어진 경우는 음식만으로 치료하기 어렵습니다. 약의 도움을 받아야 합니다. 원인이 하나둘인 경우는 양약이 좋습니다.

반면에 퇴행성 질환처럼 여기저기 많은 곳이 약해진 경우는 여러 성분을 가진 음식이나 한약으로 가능하지만 병이 오래되고 깊으므로 한약으로 치료해야 합니다. 바로 뇌세포재활치료입니다. 뇌세포재활치료는 치매가 되기 오래전부터 시작하는 것이 좋습니다.

치매가 되기 오래전부터 치료받아야 한다면, 치매가 아닌 사람 즉 정상인도 뇌세포재활치료를 받아야 한다는 이야기인가요?

그렇죠. 정상인이 정상이 아닐 수 있습니다. 치매를 보지 말고, 뇌가 나빠진 것에 주목해야 합니다. 치매만 병이라고 생각하면, 치매를 일으키는 병을 보지 못합니다. 알츠하이머 치매를 예로 들어보겠습니다. 알츠하이머 치매는 알츠하이머병이 진행된 것입니다. 알츠하이머병이 본질이며 1단계에서 7단계로 진행합니다. 알츠하이머 치매 초기는 알츠하이머병이 4단계로 진행된 병으로 진정한 초기가 아니고 매우 많이 진행된 병입니다.

그럼 3단계는 무엇인가요?

알츠하이머병 3단계는 경도인지장애로 아직 치매가 아니지만 그렇다고 정상도 아닙니다. 뇌가 많이 약해진 상태입니다. 크고 작은 실수를 자주 하지만 그래도 일상생활이 가능합니다.

2단계와 1단계는요?

2단계는 주관적 인지저하로 제법 진행된 병입니다. 머리가 많이 나빠졌다고 느껴지지만 살아가는 데 큰 실수를 하지 않아 남들이 보기에 별다른 문제가 없어 보입니다. 알츠하이머병 1단계는 무증상이거나 가벼운 건망증이 나타나는 시기로 알츠하이머 치매의 진정한 초기입니다.

진정한 초기를 놓친다는 것이 큰 문제이군요.

그렇죠. 알츠하이머 치매의 초기에 치료를 시작하면 알츠하이머병 4단계를 치료하는 것으로 엄밀히 말해서 조기치료가 아닙니다. 알츠하이머병 1단계인 없던 건망증이 생기거나 2단계인 자각 증상이 나타날 때 치료하는 것이 진정한 조기치료입니다.

치매 초기라 해도, 치매를 일으키는 병이 많이 진행된 상태여서 진정한 초기가 아니라는 말씀 새롭네요. 치매라는 다 큰 나무를 보지 말고, 치매의 싹이 자라고 있는 것을 볼 줄 알아야 하고 치료해야 한다는 말씀이군요. 치매의 싹이 잘 자라지 못하게 한 이야기를 듣고 싶습니다.

좋은 비유입니다. 싹이 잘 자라지 못하게 하는 방법은

싹이 자라는 환경을 바꾸거나 싹을 잘라내야 합니다. 식습관, 생활 습관, 환경을 개선하고, 호흡, 명상 등으로 스트레스 관리를 하는 것과 뇌세포재활치료를 하는 것입니다.

하지만 바쁜 분들은 이런 식습관, 생활 습관 개선을 엄두를 못 내는 분들이 대부분입니다. 이런 분 중 기억나는 분이 있습니다. 미국에서 큰 음식점을 하시는 50대 초반 여성분으로, 어머님이 알츠하이머 치매로 돌아가시기 전에 뵙겠다고 미국에서 오셨죠.

네, 생각납니다. 치매로 어머니께서 무너진 모습이 자신의 미래 모습일 수도 있다는 생각에 충격을 크게 받은 분이죠. 정말 똑똑하셨던 어머님이 따님인 자신도 못 알아보고 삶이 형편없이 무너져 내린 것에 큰 충격을 받으셨습니다. 아직 본인에게 큰 문제는 없지만 어머님의 모습이 자신의 미래 모습이라는 생각에 치매 예방을 하겠다고 저에게 오신 분입니다.

아무런 문제가 없는 정상인데 예방을 하러 오신 경우죠.

그렇죠. 그렇게 6개월 정도 치료를 받으면서 기억력이 너무 좋아져 놀랐다고 합니다. 점심시간에 한꺼번에 많은 사람이 몰리고 음식 종류도 수십 가지가 되어 주문 내용이 틀리는 경우가 많았고 손님들의 불평이 심했다고 합니다. 치료를 받으면서 단 한 번도 주문 레시피를 틀린 적이 없어 놀랐다고 합니다. 부인의 놀라운 변화에 남편 분도 같이 치료를 시작했습니다. 주관적 인지저하로 진행한 환자 사례 중 집중력과 기억력이 눈에 띄게 향상된 분들이 많습니다.

이분처럼 기억력이 떨어진 것을 자각하지 못하고 있는 상태에서 뇌세포재활치료로 기억력이 좋아지는 것을 느꼈다는 것은, 주관적 인지저하인데도 자각하지 못하고 사는 사람들이 많다는 이야기군요.

예리한 지적입니다. 사람에 따라 경도인지장애나 치매가 되어도 자신이 나빠진 것을 모르거나 부정하는 경우가 많습니다. 이런 이유로 특별한 자각 증상을 느끼지 못해도 60대가 넘으면 뇌세포재활치료를 받는 것이 좋습니다.

60년 이상 사용해온 내 머리와 몸을 한번 보강해 주는 것이 좋습니다. 뇌세포재활치료 대상 뇌세포가 많이 남아 있을 때 치료하면 치료 효과가 큽니다. 원금이 클수록 이자가 불어나는 것과 같습니다. 원금이 적으면 이자도 적은 것처럼, 치매는 진행할수록 치료 효과가 떨어집니다. 비록 치매가 진행되어 재활할 수 있는 뇌세포가 줄어들어도 치매 환자의 뇌 속에는 여전히 재활 대상 뇌세포가 남아 있습니다. 당신의 뇌세포는 아직 살아 있습니다. 포기하지 마세요!

그럼 지금 기억력 감퇴의 자각 증상을 느끼는 주관적 인지저하 단계나 그 이전에 치료를 시작하면 좋지만 치매가 진행된 경우라도 치료를 받는 것이 좋다는 이야기군요.

그럼요. 일찍 시작하는 것만큼은 아니지만 그래도 치료하는 것이 좋습니다. 못 알아보던 가족을 알아보거나 대소변을 가리거나 하는 조그만 호전도 환자는 물론 돌보는 가족에게도 큰 행복이 됩니다.

중요한 건 '포기하지 않는 자세'입니다. 뇌세포는 포기하는 순간 멈추고, 자극하는 순간 다시 반응합니다. 가족이 포기하면 환자도 포기합니다. 더 중요한 것은 뇌가 나빠지기 전에 매일 실천 가능한 뇌 루틴을 지금 당장 시작하는 것입니다.

여러분, 당신의 뇌세포는 아직 살아 있습니다. 지금 이 말을 믿고, 오늘부터 시작해 보세요.

20.
노화는 병이 아니다!
백세 회복 가능한 이유

늙는 게 병이 아니라면, 치료가 불가능합니다! 반대로 늙는 게 병이라면, 치료가 가능하겠죠? 실제로 노화는 회복 가능합니다. 노화는 병이 아니면서 병이기도 하기 때문입니다. 이 내용을 아는 사람과 모르는 사람의 10년 후는 완전히 달라집니다. 원장님, 정말 이 말에 많은 분이 놀라셨어요. "노화는 병이 아니면서 병이다?"라는 말, 어떤 의미인가요?

네, 많은 분이 나이 들면서 약해지는 노화는 당연하고, 어쩔 수 없는 것으로 생각하지만 저희가 실제 진료 현장에서 만나는 분들을 보면 그렇지 않습니다.

백세를 바라보는 연세인데도 여전히 회사를 직접 경영

하시면서 꿈을 꾸고, 도전하고, 바쁘게 활동하면서 젊은 사람 못지않은 건강을 유지하는 분들도 많습니다. 나이는 단지 숫자일 뿐 꿈을 꾸고 도전하면서 사는 사람은 병이 생길 틈이 없고 노화가 비켜 갑니다.

노화는 인간이라는 생명체이기에 어쩔 수 없는 세월 탓인 부분도 있죠. 이런 부분은 병이 아닙니다. 반면에 잘 살아서 세월이 비껴간 것만큼 잘 못 산 사람에게 노화가 진행된 부분만큼은 병입니다.

맞아요. 저도 기억나는 분이 있어요. 30층이 넘는 큰 빌딩을 갖고 계신데, 3층까지는 직접 운영하시고 4층 이상은 장학재단에 기부하여 노벨상 타는 장학생이 나오도록 돕고 싶다는 94세 멋쟁이 회장님이 생각납니다. 회장님 마음이 젊으셔서서 뇌가 건강하고 신체도 건강하셨던 것 같아요. 회장님은 젊은 뇌세포 소유자였던 것 같아요.

그렇습니다. 백세를 바라보는 회장님이 6, 70대 못지않은 뇌세포의 소유자이지만 20대 젊은이의 뇌세포를 소유하지는 못했습니다. 20대로 유지하지 못하는 노화의 어쩔 수 없는 면입니다만 90대인데도 6, 70대 못지않은 뇌세포의 소유한 어쩔 수 있는 면, 즉 병을 멀리해 왔습니다. 병적인 노화를 잘 다스려 뇌세포의 활력을 잘 유지해 오신 것입니다.

뇌는 한 번 나빠지면 다시 좋아지기 어렵지 않나요?

반은 맞고 반은 틀립니다. 맞는 이유는 뇌세포가 재생이 거의 되지 않기 때문입니다. 틀린 이유는 뇌세포의 재활이 가능하기 때문입니다. 다시 말하면, 뇌가 좋아지는 것은 뇌세포의 재활로 가능합니다. 기능, 즉 활력이 떨어진 뇌세포는 쉬고 있는 상태이고, 쉬고 있는 뇌세포에 자극을 주면 다시 깨어납니다.

뇌 운동, 신체 운동, 감각자극, 균형 운동, 대화 등으로 뇌를 자극하면 기억력도 회복되고, 운동능력도 다시 돌아오고, 무엇보다 자존감이 살아납니다.

이렇게 자극으로 깨어나는 부분도 있지만 반면에 음식이나 한약으로 활력을 회복하는 부분도 있습니다. 뇌가 많이 약해진 경우는 음식으로는 약하고, 한약의 도움을 받아야 합니다.

뇌세포재활치료를 말씀하시는 건가요?

그렇습니다. 살다 보면 완벽하게 예방 노력을 할 수는 없죠. 음식도 계속 완벽하게 먹을 수는 없습니다. 이런 틈새가 누적되고 오래되면, 음식도 더 주의해야 하지만 뇌세포재활치료도 필요합니다.

그런데 자존감… 그 단어 참 중요하네요. 60~70대분들 대부분이 자신을 이미 '끝났다'라고 생각하시는데, 절대 아니죠?

네, 오히려 지금이 시작입니다. 60대부터 새로운 인생이 가능하다는 걸 증명하신 분들이 많아요. 동양적 사고로는 60년이 인생의 한 주기죠. 하늘은 '갑을병정무기경신임계'라는 열 가지 기운이 순서대로 바뀌고 이를 10천간이라 합니다. 땅에서는 '자축인묘진사오미신유술해'라는 열두 가지 기운이 순서대로 바뀌는데 12지지라 하죠. 천간과 지지가 순서대로 이어지면서 갑자년, 을축년, 병인년, 정묘년…… 이렇게 변하면서 59번째는 임술년, 60번째는 계해년이 되고, 61번째 다시 갑자년으로 돌기 때문에 환갑이라는 말을 쓰고 환갑잔치를 했던 거죠. 이제는 환갑을 두 번 지나 120세에 쌍 환갑잔치하는 세상으로 변하고 있습니다. 이런 이유로 60세 이후는 인생 끝무렵의 보너스 인생이 아니고 왕성하게 활동해야 하는 인생 황금기입니다.

그런 이유에서인지 치매 예방을 위해 미리 건강을 챙기러 오시는 분들도 늘고 있어요. 며칠 전 60대 세무사 여성분이 오셨는데요. 미리 예방하겠다고 하셔서서 '참 깨어 있는 분이다!'라고 느꼈습니다.

그래도 아직까지는 치매가 되어서 뇌세포재활치료를 받

으러 오시는 분들이 많아요.

치매가 될 정도이면 뇌세포재활치료 대상 뇌세포가 많이 줄어든 상태인데도 포기하지 않고 치료받아서 효과를 보는 경우가 많죠.

그렇죠. 백 세가 넘어서도 뇌세포가 많이 재활되지만 치매가 깊어질수록 재활 대상 뇌세포도 줄고, 재활 가능한 정도도 작습니다. 80세가 넘은 말기 치매 환자 중에도 다시 걷기 시작한 분도, 자식을 알아보는 분도, 말문이 트여 노래를 불러 주시는 분도, 대소변을 가리는 분도 계십니다. 불면이 호전되기도, 섬망이 덜해지기도 합니다.

여든이 넘은 나이에 못 걷던 분이 다시 걸으시는 것을 보면서 너무 기뻤어요! 그렇다면 이런 회복을 위해서 제일 먼저 필요한 건 뭘까요?

'포기하지 않는 마음'입니다. 나는 늙었으니까… 이런 생각이 제일 위험해요. 포기하는 순간 뇌세포는 진짜로 빠르게 죽기 시작합니다.

약해져 쉬고 있는 뇌세포는 잘 사용하지 않는 중고 가전제품과 같습니다. 정리하고 용도에 맞게 쓰면 얼마든지 사용할 수 있지만 내팽개쳐 두고 쓰지 않으면 금방 쓰레기가 되는 것과 같습니다.

50~60대 백친님들, 꼭 기억해 주세요. 포기하지 않으면

회복은 반드시 시작됩니다.

그리고 기억해 주세요. 노화는 운명적이고, 병이 아니라 치료할 수 없는, 어쩔 수 없는 부분도 있지만 예방과 노력, 치료로 노화를 상당히 늦출 수 있는, 어쩔 수 있는 병적인 부분도 있습니다. 우리가 조금만 일상에서 실천한다면 누구든지 백 세 이상 섹시하게 살 수 있습니다.

3장

식탁에서 시작하는 뇌 건강 지키기

똘똘 백세 뇌를 위한 생활 습관

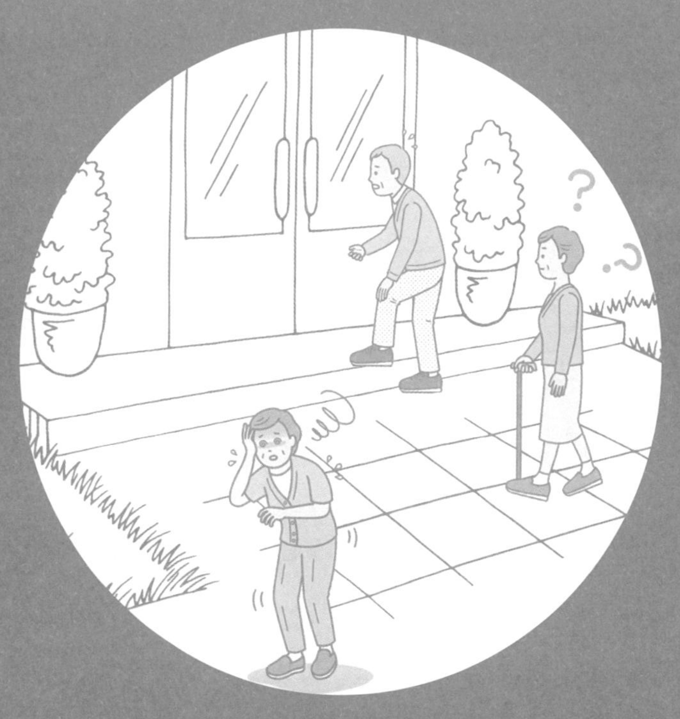

21.
기억력 저하, 방치하면 돌이킬 수 없습니다

건망증, 멍해짐, 말 돌림⋯ 이건 단순한 노화가 아닙니다. 뇌세포가 구조 요청을 보내고 있는 신호입니다. 놓치면 되돌릴 수 없습니다.

지금부터 집중하세요. 오늘은 정말 많은 분이 두려워하는 이야기입니다. 기억력이 떨어질 때 그게 단순한 건망증인지⋯ 뇌세포가 죽어 가고 있는 건지 구분이 안 되잖아요.

맞습니다. 많은 분이 '그냥 나이 들면 그렇지!' 하고 넘깁니다. 그게 제일 위험한 생각입니다. 뇌세포는요, '갑자기 죽는 게' 아닙니다. 경고 신호를 반복적으로 보냅니다.

그 신호가 바로?

건망증, 말 돌림, 집중력 저하, 멍한 느낌… 이게 시작입니다. 문제는 대부분이 이걸 '노화의 당연한 현상'으로 착각한다는 거예요. 하지만 아닙니다.

원장님, 뇌세포는 재생되지 않는다고들 하잖아요. 죽으면 끝인가요?

재생은 거의 어렵습니다. 하지만 '재활'은 가능합니다. 아직 살아 있는 뇌세포, '좀비 상태'로 기능이 멈춰 있는 뇌세포를 깨우는 게 핵심이에요.

그게 바로 원장님이 말씀하시는 뇌세포재활치료군요.

네. 실제로 제 환자 중에도 '나는 아무 문제 없어' 하고 오셨다가 진단상 경도인지장애였던 분이 많습니다. 치료받고 집중력, 기억력, 표정까지 확 달라지셨어요.

이런 분들이 주변에 너무 많아요. 자각을 못 하고 그냥 넘기다가 치매로 확 떨어져 버리는 거죠.

맞습니다. 그래서 저는 이렇게 말합니다. 당신이 느끼지 못하는 사이에 뇌세포는 먼저 죽고 있다.

그럼 뇌세포를 살리려면 무엇을 해야 할까요?

첫째는 자각입니다. 작은 신호라도 민감하게 받아들이고 검진을 받는 것.

둘째는 루틴입니다. 식습관, 수면, 스트레스, 운동을 지금 바로 정비해야 합니다.

셋째는 필요하면 한방치료 등 외부 자극으로 재활을 시
작해야 합니다.

모든 분이 기억셨으면 좋겠네요. 기억력은 뇌세포의 체
력입니다!

22.
오장육부가 건강해야 뇌도 산다!

원장님, 많은 분이 뇌 문제는 머릿속에만 있다고 생각하잖아요. 그런데 뇌와 몸이 연결되어 있느냐는 건 어떤 의미인가요?

뇌는 혼자 아프지 않습니다. 뇌가 아프면 몸이 아프고, 몸이 아프면 뇌가 아픕니다. 오장육부는 서로 영향을 주고받으며, 어느 하나가 아프면 다른 모든 것이 무너집니다.

오장은 무엇이고, 어떤 기능을 하나요?

오늘은 한의학 이야기를 많이 하겠습니다. 우선 간, 심, 비, 폐, 신을 오장이라 합니다. 여기서 비, 즉 비장은 비장보다 췌장에 가깝습니다.

간은 주로 해독 작용을 하는데, 한의학에서는 혈액을 저장하고, 감정 조절까지 한다고 합니다. 간이 좋으면 추진력, 꿈, 창의성이 발휘되고, 간이 나쁘면 감정 조절이 어려워 스트레스가 쌓이고 짜증, 화, 우울, 불면 등의 증상이 생깁니다.

심장은 뇌에 산소와 영양을 공급하죠. 심장 박동이 불안정하면 뇌도 쉽게 피로해지고, 기억력이 떨어집니다. 한의학적으로 심은 의식, 판단, 수면을 조절합니다. 심이 약해지면, 머리에 혈액 공급이 부족해지면서 불면, 건망, 초조가 발생합니다.

비장과 위장은 음식물로부터 얻은 영양분을 뇌로 보내주는 역할을 합니다. 한의학적으로 비위가 건강하면 집중, 학습, 기억 저장이 잘 되고, 비위가 약하면 건망, 불안, 걱정이 늡니다. 혈당이 떨어져도 뇌가 힘들어집니다.

폐는 산소를 받아들이고 이산화탄소를 내보내는 기관인데 폐가 약하면, 뇌는 산소 부족 상태가 됩니다. 한의학적으로는 폐가 약해지면 해소가 잘 생기고 에너지와 기가 부족해 슬프고, 무기력해지고 냉담해집니다.

신장은 노폐물과 수분을 배설하고 폐와 함께 몸을 약 알칼리성으로 유지하게 합니다. 한의학에서는 콩팥만 이야기하는 것이 아니라 성기는 물론 부신을 포함한 내분비 기능과 뇌 골수를 포함한 개념으로 생명력의 근본입니다. 신이 약해지면, 의지력이 떨어지고, 공포가 커집니다. 신장 정기가 부족하면 기억력, 주의력, 시력, 청력이 약해진다고 합니다.

육부는 담, 소장, 위장, 대장, 방광, 삼초입니다. 간의 부는 담, 심의 부는 소장, 비의 부는 위장, 폐의 부는 대장, 신의 부는 방광입니다.

여기에 심장을 둘러싸는 장을 심포라 하는데, 심포는 오장에 속하지 않지만 부를 갖고 있습니다. 심보가 고약하다는 말은 심포가 고약하다는 말입니다. 심포는 마음을 내는 뇌 즉 중추와 유사한 면이 있으며, 부인 삼초는 말초에 해당합니다.

삼초는 몸의 기·수분 흐름 조절하고 전체 순환·대사 조절 담당하는 개념입니다. 해부학적 장기는 없으며, 삼초는 명치의 상부를 상초라 하며 호흡과 관련되며, 명치에서 배꼽까지를 중초라 하며 소화 기능을 돕고, 배꼽 아래를 하초라 하며 배설과 관련되며, 뇌라는 중추에 반대되는 말초라는 의미를 포함하고 있습니다.

담은 담즙 저장 및 배출하고 간과 협력해 소화를 돕고, 한의학적으로는 결단력과 정신적 판단력과도 연관되며,

'담이 크다' '담대하다'는 말의 담입니다.

소장은 영양물과 노폐물 분리하며, 한의학적으로는, 깨끗한 기는 몸으로 보내고 탁한 기는 대장·방광으로 보냅니다.

위장은 음식물 저장, 소화하고 음식물을 받아들이고 비(脾)에 보내는 역할을 하며 비위가 약하면 소화불량, 뇌 피로 유발합니다.

대장은 장내 미생물이 여러 영양소와 생리활성물질을 만들고, 장과 뇌 연결의 핵심이며, 뇌 기능 저하와도 연결됩니다.

방광은 소변 저장 및 배출하며 한의학적으로 신장과 짝을 이뤄 수분 대사를 담당합니다.

오장육부가 약해져도 뇌가 약해진다고 말씀하셨습니다. 그런데 특히 장이 약하고, 면역이 떨어지고, 염증이 만성적으로 있어도 뇌가 나빠지는 이유가 무엇인가요?

장이 나빠지면 면역이 약해지고, 면역이 약해지면 염증이 생기고, 염증이 쌓이면 뇌가 무너집니다. 이건 의학적으로 확실하게 증명되고 있는 사실입니다.

그럼 장 건강이 뇌 건강에도 영향을 직접 준다는 거군요?

네. 실제로 장은 '제2의 뇌'라고 부릅니다. 장내 환경이 무너지면 감정 기복이 심해지고, 기억력도 떨어지고, 우울감도 찾아옵니다. 행복 호르몬이라는 세로토닌의 90%는 장에서 만들어지므로 장을 '제2의 뇌'라 합니다.

그리고 장뿐 아니라 근육도 중요하다고 말씀하셨죠?

그렇습니다. 근육이 줄어들면 근육에서 만들어지고 뇌의 손상을 회복시키는 BDNF(Brain Derived Neurotrophic Factor)라는 뇌 유래 영양인자를 비롯한 다양한 마이오카인이 생산되지 않아 뇌의 손상이 회복되지 않습니다. 결국 치매 위험도 증가합니다.

그래서 섹시백세건강법에서 걷기, 운동, 음식 루틴을 그렇게 강조하시는 거군요!

맞아요. 저는 이걸 '장-면역-근육-뇌 루틴'이라고 부릅니다. 특히 장-면역-근육의 강화는 우리가 매일 스스로 관리할 수 있는 최고의 뇌세포 보존법입니다.

구체적으로 어떻게 실천하면 좋을까요? 루틴을 알려 주셔야죠!

세 가지 핵심 루틴입니다.

1. 장 루틴

아침 공복에 소금을 조금 가미하여 눈물처럼 약간 찝찔하게 생리식염수와 비슷하게 만든 음양각반탕 200cc 정도를 마시고, 매끼 유산균의 먹이가 되는 제철 채소와 발효 식품인 김치, 된장, 청국장을 챙기는 것이 좋습니다.

2. 면역 강화 루틴

장 건강에 좋은 음식 루틴에 11시 전 잠을 자며, 취침 전후 각각 3회 4-7-8 심호흡을 하고, 아침에 일광욕 15분 이상을 하여 일주기 리듬을 안정시키고 스트레스를 줄여 면역력을 강화합니다.

3. 근육 루틴

아침 15분 이상 빠른 걸음으로 걷고, 중간중간 숨차게 100m 정도씩 전력으로 달리고, 근력 운동도 병행합니다. 무리하지 않는 선에서 꾸준히 해야 효과가 납니다.

이거 그대로 따라 하면 몸이 변하고 뇌도 바뀌겠어요.

실제 환자분들 사례가 그걸 증명합니다. 뇌를 치료할 때 장부터 고쳐야 하고, 몸을 살릴 때 마음까지 같이 돌봐야 합니다.

23.
염증은 몸의 외침, 뇌와 몸의 경고 신호

몸이 보내는 모든 신호에는 이유가 있습니다. 염증은 침묵하지 않습니다. 무시하면 병이 되고, 알아차리면 회복이 시작됩니다.

원장님, '염증은 몸이 낫기 위한 몸부림이다'라는 말이 참 인상 깊어요. 그런데 많은 분이 염증이 뭔지 잘 몰라요. 단순히 붓고 아픈 걸로만 생각하잖아요?

맞습니다. 대부분의 사람은 '염증' 하면 붓고, 아프고, 열나고, 벌겋게 성나는 등 눈에 보이는 급성 염증을 생각하지만 눈에 보이지 않는 '염증'이 만성적으로 조용하게 진행되면 류마티스 관절염, 건선 같은 자가면역 질환을 비롯하여 당뇨, 동맥경화증, 치매, 암, 중풍을 비롯한 큰 병을 일으키는 경우가 많습니다. 이게 진짜 위험하죠.

뇌도 염증이 생기나요?

물론입니다. 뇌에 염증이 생기면 성격 변화, 정신병 상태, 환각, 감각 이상, 운동 이상, 균형감 상실, 우울증, 기억력 저하, 중풍, 치매 등 다양한 뇌 기능 저하 문제를 일으킵니다. 염증은 면역 시스템이 보내는 경고이고, 이 신호를 무시하면 결국 병으로 이어집니다.

그럼 어떤 신호들을 주의해야 할까요?

염증은 크게 급성 염증과 만성 염증으로 구별할 수 있습니다. 급성 염증의 증상으로 이미 말씀드린 것처럼 붓고, 아프고, 열나고, 벌겋게 성나는 것에 기능 저하도 포함됩니다.

문제는 만성 염증의 증상입니다. 급성 염증의 증상과 비슷할 때도 있지만 시간이 지날수록 전형적인 염증 증상이 줄어들고 다른 증상들이 다양하게 나타날 수 있습니다.

전형적인 염증 증상과 다르다면, 염증인 줄 모를 수도 있다는 이야기군요.

그렇습니다. 만성 염증으로 바뀌어도 급성 염증일 때처럼 염증 반응이 비교적 왕성하면 두통, 근육통, 관절통 같은 각종 통증이 생기기도 합니다. 부종처럼 전신이 붓기도 하며, 열이 나는 것처럼 찌뿌둥하거나 짜증이 치밀

수 있습니다.

아울러 만성 피로, 우울증, 불면증, 불안, 기분 장애 등의 다양한 뇌 기능 저하 증상이 나타나고, 변비나 설사 같은 소화 장애를 동반합니다. 입이나 눈의 건조, 피부 트러블을 일으킬 뿐만 아니라 시력과 청력이 감소하고, 비만과 당뇨, 심혈관 질환의 발생에도 영향을 주는 등 많은 자가 면역 질환의 원인이 됩니다.

만성 미세염증이 장기적으로 10~20년 지속하면, 암과 알츠하이머병을 포함한 주요 생활 습관 관련 만성 질환이 발생합니다.

염증이 오래되면, 대식세포와 호중구와 같은 백혈구가 병원균이나 독성물질뿐만 아니라 DNA를 포함한 자신의 구조물에 반응하여 활성 산소를 생성하고 손상을 확산시키고 누적시켜 만성 질환을 유발합니다.

염증을 줄이기 위해 실천할 수 있는 루틴도 있나요?

물론입니다. 제가 추천하는 항염 루틴은 식이 루틴, 스트레스 줄이기 루틴, 수면 루틴 세 가지입니다.

1. 식이 루틴

설탕과 혈당지수가 높은 음식과 탄수화물 과다섭취를 경계하고 트랜스지방 섭취를 제한해야 하며 특히 가공

식품 줄여야 합니다.

- 포화지방과 오메가-6 불포화지방 섭취 ↓
- 브릭스가 높은 단 과일, 과당 섭취 ↓
- 오메가-3 불포화지방이 풍부한 등 푸른 생선과 견과류 섭취 ↑
- 충분한 단백질 섭취를 위해 콩과 잡곡 섭취 ↑
- 항산화 성분이 풍부한 색소가 뚜렷한 각종 채소와 과일 섭취 ↑

2. 스트레스 줄이기 루틴

스트레스는 염증을 악화하는 중요한 원인입니다.

- 가벼운 명상, 4-7-8 호흡법
- 족욕이나 반신욕
- 15분 걷기
- 땀나는 운동
- 감사 일기 쓰기

감사함을 느끼면 스트레스가 생길 수 없습니다.

3. 수면 루틴

밤 11시 이전 취침, 7시간 이상 취침은 물론 코골이 수면 무호흡과 같은 수면장애도 해결해야 합니다.

• 낮 12시 이후 카페인 줄이기

원장님 말씀대로라면 염증을 조기에 발견하고 관리하는 게 정말 중요하겠어요.

그렇습니다. 염증은 '내 몸의 아우성' '낫기 위한 몸부림' 입니다. 그걸 무시하면 병이 되고, 들여다보면 기회가 됩니다.

24.
혈관이 늙으면 뇌가 죽습니다
- 뇌혈관 회복법

혈관은 조용히 늙습니다. 당신이 모르는 사이, 뇌혈관은 이미 막혀가고 있을 수 있습니다. 지금 회복을 시작하지 않으면 늦습니다. 기회를 놓치면 다시 돌이킬 수 없습니다. 원장님, 뇌혈관이 막혀가도 눈치 채기 힘들다면, 어느 정도 막혀야 증상이 나타나나요?

동맥의 크기에 따라 다르지만 대체로 50%가 막힐 때까지는 뚜렷한 증상이 없는 경우가 많고, 역으로 말하면 증상이 나타났을 때 50% 이상 막혔다고 볼 수 있습니다. 경동맥처럼 큰 혈관은 70%, 중간크기 동맥은 50~70%, 세동맥은 명확한 기준이 없으며, 50% 전후부터 가능합니다. 발생 위치에 따라 다릅니다.

그럼 뇌에 혈액이 부족해지면서 나타나는 증상은 어떤 건가요?

어지럽고, 머리가 무겁고, 피곤하고, 우울하고, 머리가 잘 안 돌아갑니다. 조금 심해지면 앞이 잘 안 보이고, 팔다리에 힘이 빠지거나 감각이 이상해지고, 휘청거리거나, 말이 어눌해질 수 있습니다. 참고로 협심증은 관상동맥이 70% 이상 막힐 때 생깁니다.

증상이 생길 때 모르긴 몰라도 이미 동맥의 50% 이상이 막힌 것이라면 아무런 증상이 없어도 혈관 건강에 신경을 써야 하겠네요. 뇌혈관 건강이 나빠지는 것이 치매와 중풍의 핵심이라 하는데, 우선 중풍의 종류와 차이점에 대해 알고 싶습니다.

네, 중풍 즉 뇌졸중에는 크게 보면 뇌출혈과 뇌경색이 있는데요. 공통적으로는 한쪽 팔다리의 마비나 감각 이상이 갑자기 발생합니다.

차이점은, 뇌출혈은 두통이 매우 심하거나 갑작스럽게 생길 수 있고 오심 구토와 의식의 저하가 잘생기고, 경련 발작도 잘 생깁니다.

뇌경색은 이런 증상이 드물거나 가볍게 나타나지만 언어장애가 흔합니다.

뇌출혈이 생기는 원인이 혹시 고혈압인가요?

고혈압이 뇌출혈에 큰 영향을 미칩니다. 주로 뇌의 심부 작은 세동맥은 큰 동맥에서 바로 나와 뇌의 바깥쪽 동맥보다 혈압이 높습니다. 이런 동맥이 약해져 있을 때 혈압이 높아지면 잘 터집니다.

또, 동맥류라는 동맥의 벽이 약해져 부풀어 나온 곳이 있거나 동맥 기형으로 약해진 부분에서도 뇌출혈이 잘 생기지만 이 역시 혈압이 높아지면 터지기 더 쉽습니다.

뇌경색은 혈전이라는 피떡이 혈관을 막아서 피가 통하지 못해 발생합니다. 동맥경화증이 있으면 혈관이 딱딱해져 혈압이 올라가고 뇌출혈이 생기기 쉽습니다.

반면에 동맥경화증의 일종인 죽상동맥경화증이 있으면 콜레스테롤 덩어리가 혈관 내피 아래 쌓이면서 죽종을 형성하여 혈관 속으로 부풀고 피가 잘 통하지 못합니다. 이렇게 피가 통하지 않을 수도 있지만 혈관의 내피가 찢어지면서 피가 나고, 콜레스테롤 덩어리와 섞여 피떡이집니다. 이것이 혈관을 막거나 심장이나 경동맥 등에서 생긴 피떡이 떨어져 나와 혈관이 막히면 뇌경색이 생깁니다. 뇌경색은 혈압이 높으면 더 잘 생기지만 혈압이 높지 않아도 발생할 수 있습니다.

그럼 동맥경화증과 죽상동맥경화증을 쉽고 간단하게 설명해 주세요!

동맥경화증은 동맥의 중간층과 바깥층이 섬유화 등으로 전체 동맥이 딱딱해져 혈압이 올라가지만 죽상동맥경화증은 동맥의 부위마다 진행 정도가 다르고, 죽종이라는 죽 같은 콜레스테롤 덩어리가 동맥 내피 아래에 쌓이면서 혈관 속으로 부풀면서 그런 부위에서 혈액순환이 나빠집니다. 심해질 때까지 혈압도 큰 변동이 없을 수 있으며 증상이 뚜렷하지 않을 수 있습니다.

중풍이 생기기 전에 동맥경화증이 심해지고, 동맥경화증이 심해지는 주원인이 고지혈증이라고 알고 있습니다.

그렇죠. 특히 죽상동맥경화증의 원인은 콜레스테롤과 관련이 많고 뇌경색의 주된 원인이 됩니다. 콜레스테롤이 높아도 몇십 년은 아무런 증상이 없어요. 하지만 혈액순환장애 같은 증상이 생기고 동맥의 50% 이상 막힌 상태로 방치하면, 뇌경색을 일으키고 결국 혈관성 치매로 이어질 수 있습니다. 그럴 뿐만 아니라 알츠하이머 치매도 혈액순환장애와 관련이 많습니다.

알츠하이머 치매가 혈액순환장애로 발생하는 이유가 무엇인가요?

아포 E4 유전인자가 있으면 베타아밀로이드의 청소가 잘 안 되어 알츠하이머 치매 발병을 증가시키는 것으로 인식되고 있습니다. 최근에는 오히려 혈액순환장애가 알츠하이머 치매의 주된 원인으로 인식되기 시작했습니다.

알츠하이머 치매의 유전적 원인으로 지목되는 아포 E4 유전인자가 있으면 고지혈증이 생기기 때문이며 주로 모세혈관의 순환장애를 일으킵니다. 콜레스테롤이 높으면 아포 E4 검사를 해 보는 것도 좋습니다.

이전에 우리 굳세어라! 장금순! 엄마도 치매여서 저도 검사를 해 봤습니다. 그때 저도 유전인자가 있다는 결과가 나왔는데요, 아포 E4 유전인자가 무엇인가요?

콜레스테롤을 수송하는 아포지단백의 일종입니다. 아포 E4 유전인자가 있으면 콜레스테롤이 높아지고 E2가 있으면 낮아집니다. 아포 E 유전인자는 부모로부터 각각 하나씩 받아 쌍을 이루고 있습니다.

- 아포 E4가 둘인 E4/E4는 총콜레스테롤도 많이 높고 LDL도 높고, HDL은 많이 낮습니다.
- E2/E2는 총콜레스테롤과 LDL은 많이 낮고 HDL은 많이 높습니다.

- E3/E3는 정상 범위입니다.
- E3/E4는 LDL은 약간 높고 HDL은 약간 낮습니다.
- E2/E4는 LDL은 조금 높고 HDL은 조금 낮습니다.

이런 고지혈증 유형을 보고 치매 발병 위험성을 유추해 볼 수 있습니다. 고지혈증 관리를 잘해야 합니다.

고지혈증 패턴을 보면 치매 발병 리스크를 알 수 있다는 것이네요. 고지혈증 관리가 무엇보다 중요하다는 생각이 듭니다. 저 역시 엄청나게 간절합니다! 그럼 뇌혈관을 회복시키는 방법도 있나요?

물론입니다. 저는 세 가지 루틴을 권해 드립니다.

1. 혈관 청소 식단: 동물성 지방 줄이기, 오메가-3 풍부한 생선, 마늘, 도라지, 견과류 섭취
2. 혈관 순환 운동: 하루 2회 목 스트레칭, 20분 걷기, 다리 들기 3분
3. 마음 순환 루틴: 감사 일기, 웃음 5번 이상, 낮은 혈압 유지를 위한 심호흡

이걸 일상에서 매일 한다면, 정말 혈관이 달라질 것 같아요.

실제로 많은 환자분이 이런 루틴과 함께 뇌세포재활치료로 혈액순환이 개선됩니다. 혈관성 치매는 물론 알츠하이머 치매를 비롯한 퇴행성 치매도 많이 호전됩니다. 우울증과 불면증이 호전된 경우도 많습니다.

50대 후반의 한 남성분은 MRA 음영에 경동맥 내경동맥 등의 동맥경화증을 의미하는 석회화 음영까지 2년 만에 크게 개선된 경우도 있습니다.

이렇게 뇌혈관 회복이 가능하다면, 더 많은 분이 늦기 전에 시작하셔야겠어요.

맞습니다. 뇌세포는 피를 먹고 삽니다. 피가 잘 안 가면, 뇌는 굶고 있다는 뜻입니다.

25.
사람 이름이 자꾸 생각 안 난다면?

이런 얘기 정말 많이 듣습니다. "아는 사람 얼굴은 떠오르는데, 이름이 도무지 생각이 안 나요" 누구나 한 번쯤 겪는 일인데… 이게 단순 건망증인지, 아니면 치매의 시작일까 불안해지죠.

맞아요. 특히 50~60대 이후에 이런 경험이 많아지면 다들 겁을 먹습니다. 그런데 중요한 건 '이름이 생각 안 나는 이유'가 뇌의 어느 부분이 약해졌는가에 따라 다르다는 겁니다. 기억이 나중에 '툭' 떠오르는 경우라면, 뇌가 아직은 건강하다는 신호예요.

이름이 생각 안 날 때 바로 떠오르느냐, 한참 뒤에야 떠오르느냐가 중요한가요?

그렇습니다. 기억은 '저장'보다 '꺼내는 능력'이 문제인 경우가 많거든요. 오늘은 이름이 생각 안 나는 현상이 단순 건망증, 주관적 인지저하, 경도인지장애, 치매 초기 중 어떤 상태인지 그리고 뇌 속에서는 어떤 변화가 일어나고 있는지를 단계별로 알려 드리겠습니다.

단순 건망증 단계라면요?

단순 건망증은 주의력 저하와 뇌 피로의 결과입니다. 스트레스, 수면 부족, 과한 스마트폰 사용, 영양 불균형으로 인해 해마의 정보 저장 기능보다 집중력 회로(전두엽-해마 연결)가 잠시 약해진 상태죠.

그러면 '저장 자체'에는 문제가 없는 거군요?

맞습니다. 나중에 갑자기 이름이 떠오르는 건 기억의 인출 회로가 지연된 것일 뿐 손상은 아닙니다. 이 시기엔 충분한 수면, 스트레스 관리, 두뇌 자극 활동만으로 회복이 가능합니다.

이제 '주관적 인지저하'라는 말을 자주 듣습니다. 어떤 상태를 말하나요?

본인이 기억력 저하를 자각하지만 검사를 해 보면 객관적인 문제는 없는 상태예요. 즉, 뇌 MRI나 신경심리검사에서는 큰 이상이 없지만 뇌세포 에너지 대사나 해마의 미세 손상은 이미 시작된 단계입니다.

그럼 '뇌세포의 예비력'이 떨어지고 있다는 경고 신호

군요?

정확합니다. 이 단계에서 뇌 혈류 개선, 항산화, 수면 질 개선, 인지훈련을 꾸준히 하면 치매로 진행하지 않고 수년간 안정될 수 있습니다.

경도인지장애가 되면 어떤가요?

경도인지장애에서는 이름이 생각 안 나는 빈도가 훨씬 늘어나고, 말 중간에 단어가 끊기거나 약속을 잊는 등 일상적 기억 오류가 반복됩니다.

하지만 이때도 아직 '치매'는 아닌 거죠?

그렇습니다. 아직은 일상생활은 유지되지만 해마의 위축과 시냅스 손실이 분명히 보이는 단계예요. 치매의 전 단계이니 생활 습관 개선과 인지훈련, 한양방 통합치료로 충분히 회복 가능합니다.

치매 초기가 되면 어떻게 변하나요?

치매 초기에는 '이름이 생각 안 나는 것'을 넘어서 그 사람을 어디서 만났는지, 어떤 관계였는지 맥락 전체를 잊습니다. 해마뿐 아니라 전두엽, 측두엽의 연결 회로가 약해지면서 기억 저장과 인출이 동시에 무너지는 상태죠.

이 단계에서는 뇌세포의 회복이 어렵나요?

완전한 회복은 어렵지만 진행 속도는 충분히 늦출 수 있습니다. 식습관 개선, 항산화 치료, 뇌세포 대사 활성화,

수면 회복 등 통합 접근으로 평균 2~3년 진행을 지연시킬 수 있습니다.

내용을 정리해 주시겠어요?

결국, 이름이 생각 안 나는 건 뇌의 경고등입니다. 이 시점에서 '불안해하기보다 원인을 점검하고 회복'을 선택하면, 충분히 예전의 머리로 돌아갈 수 있습니다.

이 내용은 많은 분이 '혹시 나도?' 하면서 보셨을 것 같습니다. 단순 건망증과 치매의 경계, 정확히 구분하실 수 있겠죠?

기억이 안 나는 게 아니라 뇌가 잠시 쉬고 있는 겁니다. 이 시기에 생활 습관을 바꾸면 뇌는 반드시 회복합니다.

26.
모두가 속는
'치매에 좋은 음식'이라는 함정

원장님께서 "젖과 꿀이 치매를 일으킨다" "치매를 예방하기 위해 잘 먹어야 하지만 너무 잘 먹으면 오히려 치매가 잘 된다"라고도 하셨습니다. 풍요의 상징인 젖과 꿀이 치매를 일으키는 이유를 지금부터 공개합니다. 원장님, 치매 예방에 좋은 음식이라고 하면 저도 귀가 번쩍 뜨이는데요. 그런데 어떤 분은 '카페인이 치매 예방에 좋다'고 하고, 또 어떤 분은 '카페인이 치매에 안 좋다'고 하더라고요. 왜 이렇게 말이 다를까요?

그 질문을 들으면 저는 항상 '군맹무상(群盲撫象)'이라는 인도 속담이 떠오릅니다.

아, 여러 시각장애인이 코끼리를 만지면서 자기 경험만

으로 전체를 판단한다는 이야기죠?

맞아요. 한 사람은 코를 만지고 '뱀이다' 하고, 다리를 만진 사람은 '기둥이다' 하고, 귀를 만진 사람은 '부채다'라고 하죠. 다들 틀리진 않았지만 전체를 모르고 부분만 본 판단이었죠.

음식이나 성분에 대한 의견들도 그런 거군요?

정확합니다. 예를 들어, 카페인은 뇌를 각성시키고 기억력을 높일 수 있지만 불면증이 있거나 심장이 약한 사람에게는 오히려 해가 되죠. 오메가-3도 염증을 줄여 주지만 지혈 기능이 약한 사람에겐 과용하면 위험할 수 있어요.

그러니까 어떤 성분이 무조건 좋다, 나쁘다가 아니라 사람의 요구 상태와 상황에 따라 다르다는 거군요.

맞습니다. 그래서 치매 예방에 좋은 음식이나 습관도 개인의 체질, 병력, 생활방식, 상황에 따라 다릅니다. 우리는 일상에서 부족하기 쉬운 음식은 많으면 많을수록 좋다는 다다익선으로 받아들이기 쉽습니다.

하지만 좋은 음식 속에도 나쁜 속성이 조금 들어 있습니다. 많이 먹을수록 좋은 점은 점점 작게 좋아지지만 나쁜 속성은 점점 커집니다. 결국 나쁜 점이 좋은 점보다 커지죠. 과유불급인 것입니다. 가장 적절한 경우, 즉 최적의 경우인 중용을 찾아야 합니다.

이처럼 무조건 좋은 음식도 무조건 나쁜 음식도 없습니다. 어떤 음식이든 적당하게 먹어야 하는데, 그 적정선은 때에 따라 다르므로 왜 좋고 나쁜가를 알면 상황에 맞게 적절하게 먹을 수 있겠죠.

예를 들어, 위가 약한 사람은 너무 찬 요구르트를 피해야 하고, 콩 알레르기가 있는 사람은 청국장이 독이 될 수도 있겠네요.

맞아요. 그래서 균형 잡힌 식사와 체질에 맞는 음식 선택이 중요합니다.

어떤 음식이 왜 좋고 왜 나쁜가를 알면 좀 더 상황에 맞게 적절하게 먹을 수 있다고 말씀하셨습니다. 그렇다면 치매 예방의 핵심 원칙은 뭐라고 보시나요?

저는 치매 예방의 5대 기본 핵심 원칙을 이렇게 말하고 싶습니다!

첫째, 머리 혈액순환이 좋아야 한다.

둘째, 뇌 운동, 즉 뇌를 골고루 잘 사용해야 한다.

셋째, 사용하면서 발생하는 활성 산소, 독소 등에 의한 산화 반응과 염증을 줄여야 한다.

넷째, 물리적·화학적·정신적 스트레스에 의한 뇌 손상을 예방해야 한다.

다섯째, 뇌의 회복 기전을 도와야 한다.

'혈액순환, 뇌 운동, 산화 반응과 염증, 뇌 손상 예방, 뇌의 회복' 이 다섯 가지를 기억해 둘게요!

음식과 생활 습관이 이 다섯 가지 모두에 영향을 줍니다.

구체적으로 어떤 음식이 뇌에 좋은가요?

일단 에너지의 재료가 되는 3대 영양소를 탄수화물 50 : 지방 20 : 단백질 30 비율로 먹는 것이 좋습니다.

우리는 밥을 많이 먹습니다. 단순 당을 피하고, 혈당지수가 높은 음식을 제한하고, 탄수화물 과다섭취를 주의해야 합니다. 지금 식단보다 지방 섭취를 늘려야 합니다. 전체 음식의 20% 정도가 되도록 하며, 포화지방을 줄이고 불포화지방산 특히 오메가-3의 섭취를 늘려야 합니다. 자연산 등 푸른 생선이 좋습니다. 오래되거나 가열하여 산패된 기름과 트랜스지방을 피해야 하고 좋은 지방을 충분히 드셔야 합니다. 단백질도 전체 식사량의 약 30%, 체중 1kg당 0.8~1g이 되게 먹어야 하며 이 중 동물성 단백질이 1/3 정도 되는 것이 좋습니다.

• 3대 영양소 이외에 무기질, 비타민, 항산화 성분, 식이 섬유도 필요합니다.

- 화학 농법으로 지력이 떨어지고 미네랄이 부족해진 경우가 많아 항산화제가 풍부한 베리류를 비롯한 색소가 풍부한 다양한 채소와 과일을 드셔야 합니다. 엽산이 풍부한 시금치 케일도 좋으며 지용성 비타민과 인지질 보충을 위해 계란, 콩, 생선, 육류를 드셔야 합니다.

음식 외에 치매 예방을 위해 우리가 꼭 실천해야 할 생활 습관들도 있을까요?

물론이죠. 아래 소개하겠습니다.

- 지속적인 학습과 자극 - 새로운 뇌 회로 형성에 도움, 뇌 운동
- 규칙적인 운동 - 혈류 개선, 효과적인 뇌 운동, 뇌 손상 회복
- 사회적 교류 - 고립을 피하고 뇌 활성화 뇌 운동, 감정 운동
- 충분한 수면 - 수면 중 뇌의 노폐물 제거, 스트레스 제거, 뇌 손상 회복
- 스트레스 관리 - 만성 스트레스는 해마 위축, 물리적
- 충격, 화학적 손상, 정신적 손상

치매 예방은 결국 삶 전체의 균형적 자극과 휴식에서 나
오는 거예요.

단순히 뇌만 돌보는 게 아니라 몸과 마음, 사회적 관계까
지 모두 챙겨야 한다는 거군요.
이야기 정리해 보자면요. 음식 성분은 맹목적으로 좋고
나쁘다고 단정할 수 없고, 체질과 상황에 따라 달라집니
다. 치매 예방은 식사뿐 아니라 생활 습관 전반과 연결된
문제라는 거죠?

정확합니다. 치매 예방은 '하나의 해답'이 아니라 작은 실
천들이 모여 시너지를 일으키는 건강한 루틴의 결과입
니다.

27.
치매에 좋은 음식,
모르고 먹으면 독이 된다

오늘은 진짜 기쁜 날입니다. 우리 병원이 압구정에 있을 때 부산에서 오셔서 약 7, 8년 정도 내원하신 환자분이 계십니다. 그 환자분께서 동네 친구분 중 가장 먼저 치매가 오셨지만 적극적인 치료로 꾸준히 잘 적응하셔서 많이 좋아지셨어요. 하루에 3시간 요양보호사 선생님의 도움만 받고 나머지는 혼자 생활하시면서 밭도 가꾸시고 여전히 잘 지내고 계십니다.

그런데 어느 날 효자 아드님의 권유로 치료를 잠시 쉬겠다고 하셨어요. 이런 긴 치료에는 반드시 '조금 쉬어야겠다'라는 고민을 많이 할 수밖에 없거든요. 하지만 대부분은 생각과 다르게 많이 안 좋아지셔서 다시 오시곤 합니다. 그래서 제가 간호조무사로서 25년 동안 김시효 원장님을 도와 치매 환자를 치료한 경험에 비추어, '만약 아드님이 치매를 앓고 어머님이 보호자라면 어떤 결정을 내리셨을지' 아마 1초도 걸리지 않고 치료를 지속하기로 결정을 내리실 거라고 이야기를 드렸어요. 솔직하게 제 경험과 함께 그동안 겪었던 사례까지도 편지에 담았습니다.

그리고 어젯밤 소식이 왔어요. 계속해서 치료하시겠다고요. 정말 큰 효자님이시거든요. 정말 기쁩니다.

사실 저희는 치매를 앓는 친정엄마를 11년 동안 모시면서 뇌세포재활치료를 발명하게 되었거든요. 늘 닥치는 어려움을 겪을 때마다 저는 '엄마라면 어떻게 했을까' 하고 답을 찾았습니다. 모든 치매 환자 보호자님들 얼마나 어려우신지 잘 압니다. 힘내시고 꼭 이 질문을 활용해 보세요! 명약입니다!

그럼 온 가족이 치매를 예방하시길 바라는 마음으로 이야기 나눠 보겠습니다. 이번에도 많은 분이 궁금해하시는 주제죠. '치매 예방에 좋은 음식' 좀 더 깊게 알아보겠습니다.

음식에는 많은 유효성분이 들어 있죠. 어떤 성분이 어떤 사람에게는 좋고, 또 어떤 사람에게는 나쁠 수 있습니다.

앞사람에게는 웬만큼 많이 먹어도 좋은 음식이지만 뒷사람에게는 조금만 많이 먹어도 나쁜 독이 될 수도 있습니다. 또 음식 속의 A 성분은 이로운데, B 성분은 해로울 수 있습니다. 이런 이유로 좋은 음식과 나쁜 음식으로 구분하는 것이 옳지 못할 때도 있습니다. 음식이 우리 몸에 미치는 영향은 군맹무상처럼 다 알 수 없습니다.

예를 들어, 포도당이 많이 들어 있는 조청이 당뇨병 환자에게는 독이 될 수 있지만 저혈당이 생긴 당뇨병 환자에게는 생명을 살리는 약이 될 수 있는 것처럼 말이죠?

정확합니다. 치매 예방을 위해서는 단순히 '좋다더라!'라는 정보보다 왜 좋은지 왜 나쁜지를 알려는 노력이 필요합니다. 조금이라도 더 알면 치매 예방에 더 맞는 음식을 먹을 수 있기 때문이죠.

어떻게 먹는 것이 뇌 건강에 좋나요?

뇌 건강에 좋은 일곱 가지 먹는 방법입니다.

1. 혈당 변동이 적게 해야 한다.

2. 좋은 지방을 챙겨 먹는다.

3. 단백질을 부족하지 않게 먹어야 한다.

4, 미네랄이 부족하지 않게 먹어야 한다.

5. 비타민을 충분히 섭취한다.

6. 항산화 성분도 섭취한다.

7. 발효식품과 프레바이오틱스 식이섬유도 챙긴다.

음식을 건강하게 먹는 방법도 복잡하네요. 오늘은 혈당 변동에 대한 이야기를 들어볼까요.

먼저 탄수화물이 뭔지 알아야 합니다. 탄수화물은 탄소와 수소와 산소로 이루어진 유기 화합물입니다. 즉 생명체가 만든 물질이며 반대가 무기화합물이라 하죠. 지방 단백질과 함께 3대 영양소이며 주된 에너지 원입니다. 주로 쌀, 밀, 보리, 옥수수와 같은 곡류와 감자, 고구마 같은 뿌리 채소 그리고 설탕 꿀 엿 과일 우유 등에 들어 있습니다. 단당류, 이당류, 올리고당, 다당류로 분류됩니다.

단당류, 이당류, 올리고당, 다당류가 무엇인가요?

단당류는 과당, 포도당, 갈락토스 등이 대표적입니다. 이당류는 2개의 단당류가 결합된 형태로, 흔한 2당류 중 설탕을 자당이라고도 하며 포도당과 과당이 결합되어 있습니다. 엿당 또는 맥아당은 포도당과 포도당이, 유당 또는 젖당에는 포도당과 갈락토스가 결합되어 있습니다. 포도당이 3개에서 10개까지를 올리고당, 10개 이상을 다당류라고 합니다. 곡물에 들어 있는 다당류는 녹말, 동물에는 글리코겐이라 하며 나무나 풀에는 셀루로스 형태로 존재합니다.

그럼 혈당이 무엇인가요?

녹말이 소화되면 포도당이 되고, 흡수되어 혈액 속에 있으면 혈당이라 합니다.

혈당이 빠르게 오르면 왜 나쁜가요?

이런 혈당의 농도가 공복에는 100mg/dL이하가 식후 2시간은 140이하가 정상입니다. 즉 공복에는 혈장 100cc에 100mg, 1L면 1g 이하가 녹아 있어야 합니다. 공복에 126을 넘고 식후에 200이 넘으면 당뇨병입니다.

밥을 먹는 속도, 소화되는 속도, 흡수되는 속도가 빠를수록 혈당이 빨리 올라갑니다. 혈당이 빠르게 오르면 혈액의 농도가 높아지고 끈끈해져 혈액이 돌지 않고 쇼크로 죽을 수 있을 정도로 위험해집니다.

이를 방지하기 위해 인슐린이 과다하게 분비되고 간과 근육에 글리코겐으로 저장합니다. 글리코겐 창고가 크지 않아 남는 포도당이 지방으로 바뀌어 지방간, 복부 비만, 당뇨, 고지혈증을 일으키고 결국 심혈관이 나빠져 협심증, 심장마비, 중풍, 치매의 원인이 됩니다.

혈당이 빠르게 오르지 않게 하려면 어떻게 해야 하나요?

아래 정리하겠습니다.

1. 혈당지수가 높은 음식을 줄여야 합니다.

조청, 엿, 밀가루, 쌀가루, 껍질을 많이 깎아낸 곡물은 소화나 흡수가 빠른 만큼 혈당도 빠르게 올립니다. 혈당지수가 높다고 하죠. 반대로 도정을 하지 않은 통곡물이나 도정을 적게 한 현미가 쌀보다 혈당지수가 낮습니다. 쌀밥을 먹더라도 채소 나물을 섞어 먹으면 혈당이 천천히 오릅니다.

2. 탄수화물의 양을 줄여야 합니다.

곡류의 양을 많이 먹으면 시간이 좀 더 걸리지만 결국 혈당이 많이 올라갑니다.

3. 포드맵(FODMAP)이라는 올리고당, 이당류, 일탄당과 과일에 많은 폴리올이라는 알코올 성분을 과다하게 먹지 않도록 합니다.

소장에서 흡수가 되지 않은 것이 대장으로 넘어가 이상 발효를 일으켜 장 건강을 해치고, 면역력이 떨어져 만성염증과 자가면역 질환의 원인으로 작용합니다. 특히 과당을 줄여야 합니다. 과당은 간에서 바로 지방으로 바뀝니다. 과당은 과일에 많은 당이고, 꿀에도 많고, 설탕의 반은 과당입니다. 하루 과당은 30g 이하가 좋습니다. 가능하면 음식에 설탕을 넣지 말아야 합니다.

요리할 때 설탕을 많이 넣지 않도록 주의해야겠네요.

혈당이 높으면 당화혈색소가 높아집니다. 이처럼 몸에서 최종당화산물이 많이 만들어집니다, 그리고 육류에 설탕을 넣고 가열하면 단백질과 기름에 설탕이 결합한 당화 산물이 폭발적으로 많이 생깁니다. 물론 소화 과정에서 분해되지만 소화 효소에 분해되지 않고 10~30%는 흡수됩니다.

이렇게 치매 예방에 좋은 식습관 이야기를 이어 갔습니다. 주로 탄수화물의 과다섭취와 빠른 혈당 상승이 가져다 주는 나쁜 영향에 대해 알아봤습니다.

28.
치매 예방을 위한 기름 선택법

이번에는 '뇌가 좋아하는 기름과 싫어하는 기름'이 주제입니다. '지방=건강의 적'이라는 통념, 혹시 여전히 갖고 계신가요? 음식은 성분이 많고 같은 성분도 사람에 따라 상황에 따라 약도 되고 독도 된다고 했습니다.

많은 분이 지방을 피하는데, 알고 보면 뇌 건강은 물론 신체 건강에도 꼭 필요한 영양소입니다. 지방도 남지도, 부족하지도 않게 먹어야 합니다. 올바른 지방 선택이 무엇인지 말씀드릴게요.

원장님, 지방에는 종류가 많은 것 같아요. 콜레스테롤도 지방인가요?

그렇죠. 지방은 크게 콜레스테롤과 중성지방으로 나눌 수 있습니다. 콜레스테롤은 중성지방과 구조가 매우 다

룹니다.

콜레스테롤은 식물에는 별로 없고 동물성 식품에 많이 들어 있으며, 하루 300mg을 먹고, 1g 즉 1,000mg을 만들고, 1g을 사용하고, 300mg을 배설합니다. 콜레스테롤은 육류 100g 속에 80mg 간에는 400mg 정도 들어 있습니다.

육류를 많이 먹으면 콜레스테롤이 증가하여 심혈관 질환을 잘 일으키나요?

육류만으로는 그렇지 않지만 다른 원인이 같이 있으면 심혈관 질환을 일으키는 데 영향을 줄 수 있습니다. 육류를 하루 200g을 먹어도 콜레스테롤을 크게 올리지는 못합니다. 오히려 유전적 체질에 의한 생산량 증가, 포화지방, 트랜스지방, 탄수화물 과다섭취로 합성이 늘어요. 운동이 부족하면 HDL 콜레스테롤이 줄고 LDL 콜레스테롤이 늘어납니다. 복부 비만이 있으면 인슐린 저항성으로, 흡연 음주는 콜레스테롤 산화와 중성지방 증가로 이어집니다.

내분비 질환과 스테로이드 사용 등으로 스트레스, 탄수화물 과다섭취로 높아질 가능성이 큽니다. 채소 등의 식물성 스테롤이 콜레스테롤 흡수를 방해하고, 식이섬유가 배설을 돕습니다.

좋은 콜레스테롤 나쁜 콜레스테롤이 무엇인가요?

좋은 콜레스테롤은 HDL 콜레스테롤을 이야기합니다. 혈관에서 콜레스테롤을 제거하고 간으로 역수송하여 동맥경화증의 리스크를 줄여 주므로 좋은 콜레스테롤이라 합니다.

나쁜 콜레스테롤은 LDL 콜레스테롤을 이야기하며, 동맥경화와 같은 심혈관 질환의 위험 인자가 될 수 있습니다.

총콜레스테롤은 혈액 내 모든 콜레스테롤의 총량을 말하며 HDL 콜레스테롤, LDL 콜레스테롤과 VLDL·킬로미크론 등 다른 형태도 있으나 임상적으로는 주로 총콜레스테롤, HDL, LDL을 측정합니다.

콜레스테롤 자체가 나쁜 것이 아니네요.

콜레스테롤 자체는 우리 몸에 꼭 필요한 영양소인 지방의 일종입니다. 하지만 산화가 되면 콜레스테롤 자체가 혈관을 훼손하는 나쁜 콜레스테롤이 됩니다.

그럼 중성지방은 무엇인가요?

중성지방은 글리세롤이라는 분자에 지방산이 3개 붙어 있습니다.

• 붙어 있는 지방산이 포화지방산이면 포화지방입니다.

- 불포화지방산이면 불포화지방입니다.
- 전이지방산이 붙어 있으면 트랜스지방이라 합니다.
- 지방산 하나가 인산기로 바뀌면 인지질이라 합니다.

트랜스지방은 공장에서 만들어진 인공 지방으로 마가린, 쇼트닝 등에 많고 두뇌에 매우 해롭고, 포화지방은 많이 먹으면 해롭습니다. 포화지방은 고기, 버터 등에 많고 상온에서 고체입니다.

불포화지방산은 두 가지로 나뉩니다.
- 단일불포화지방산 (MUFA) 대표적으로 올리브유며 주로 오메가-9
- 다중불포화지방산 (PUFA) 오메가-3, 6 포함. 생선 기름, 식물유에 많습니다.

인지질은 물과 기름에 녹으며 세포막을 구성하고, 지방을 수송하는 중요한 물질입니다.

지방산은 중성지방에서 분리된 유리 지방산은 없나요?

유리 지방산은 지방 대사가 시작되면 중성지방에서 분리됩니다. 자연계 식품에서 유리 지방산은 대부분 5%

이하의 수준이며, 정상 혈액에서도 아주 낮은 농도로 존
재합니다. 식품이 오래되거나 산패되면 유리 지방산이
증가하며, 이는 지방산이 분해되어 맛과 냄새가 나빠지
는 원인이 되기도 합니다.

그럼 뇌는 지방과 무슨 관련이 있나요?

우리 뇌의 75%는 물이고 나머지의 약 55%는 지방 45%
는 단백질이며 지방의 대부분은 인지질, 콜레스테롤과
DHA로 구성되어 있습니다.

특히 뉴런의 세포막, 수초, 시냅스 기능 등에서 지방은
핵심 역할을 해요. 이때 중요한 건 어떤 지방으로 구성되
느냐입니다. 나쁜 지방으로 구성되면 뇌 기능이 떨어지
고, 염증이 생깁니다.

우리가 먹는 지방이 그대로 뇌를 만드니까 뇌의 지방
처럼 인지질, 콜레스테롤, DHA를 충분히 먹어야 하겠
네요?

맞습니다. 예를 들어, 오메가-3인 DHA는 뇌 세포막의
유연성과 신호 전달에 꼭 필요하죠.

그럼 하루에 어느 정도 지방을, 어떤 비율로 먹는 게 좋
을까요?

전체 열량의 25~35%는 지방으로 섭취하는 게 적절합니
다. 이 중 포화지방은 10% 이하, 단일불포화지방 위주

로, 오메가-3 : 오메가-6 비율은 1:3 이상으로 조절해야 해요.

오메가-3 지방이 등 푸른 생선과 견과류에 풍부하다고 알고 있습니다.

뇌에는 DHA 오메가-3 지방이 많이 필요합니다. 등 푸른 생선에는 오메가-3인 알파리놀렌산은 DHA, EPA도 풍부하지만 견과류에는 오메가-3인 알파리놀렌산이 DHA로 바뀌기도 하지만 DHA가 부족합니다. 이런 면만 보면 견과류보다 기름진 생선이 좋습니다.

현대인은 오메가-6 과잉이 문제라면서요?

맞습니다. 해조류와 풀이나 채소에는 소량이지만 오메가-3가 많고, 곡물에는 오메가 -6가 많습니다. 곡물 사료를 먹여 키운 소·돼지·생선이나 튀김류, 식용유, 가공식품 등에는 오메가-6이 많습니다. 오메가-6가 과도하면 염증을 일으키고, 치매를 발병의 원인이 됩니다.

그럼 가장 피해야 할 지방은 뭔가요?

단연 트랜스지방입니다. 뇌세포 막에 들어가면 세포의 기능이 왜곡되고, 염증과 산화 반응으로 신경 퇴행이 일어납니다.

산패한 기름도 나쁘다던데요?

맞습니다. 기름이 산패하면 알데하이드, 지질과산화물

등이 생기는데, 이게 뇌 신경세포에 독이 됩니다. 튀김기름을 여러 번 사용하는 음식이나 빛에 노출된 병에 든 기름은 뇌에 독이 됩니다.

요즘 MCT 오일을 챙겨 드시는 분들이 많더라고요. 왜 그런가요?

MCT는 중쇄지방산(Medium Chain Triglyceride)으로, 간에서 바로 케톤 에너지로 전환돼 뇌에 빠르게 공급됩니다. 특히 알츠하이머 초기나 당 대사 장애가 있는 뇌에 도움이 됩니다. 하루 1~2스푼, 공복에 커피나 음료에 섞어 마시면 효과적입니다.

혈당이나 인슐린 부담도 덜하겠군요?

맞습니다. 케톤 에너지 시스템을 쓰면 뇌세포에 연료를 더 효율적으로 공급할 수 있어요.

그럼 올리브유, 코코넛 오일, MCT 오일 얼마나 다를까요?

많이 궁금해하는 부분이죠. 엑스트라버진 올리브유는 단일불포화지방산이 풍부하고 지중해식 식단의 핵심이며 항산화제(폴리페놀)도 많아 뇌 노화 방지에 효과적입니다. 단점은 가열 시 산화에 약하여 샐러드용 혹은 저온 요리에 좋아요.

코코넛오일은 포화지방이지만 대부분 중쇄지방산으로,

산화에 강해 볶음·구이 요리에 적합합니다. 하지만 혈중 지질 수치가 높다면 과용은 주의해야 합니다.

MCT 오일은 코코넛오일에서 추출된 순수 에너지형 지방으로 체지방으로 저장되지 않고 빠르게 에너지화됩니다. 공복 시 섭취를 권장합니다.

이야기를 들어 보니 지방도 알고 먹으면 약이 되고, 모르고 먹으면 독이 되는군요.

맞습니다. 지방은 두뇌의 연료이자 재료입니다. 나쁜 지방은 피하고, 좋은 지방은 꾸준히, 적절한 양으로 섭취한다면 뇌세포의 기능과 회복력 모두 좋아집니다.

29.
단백질 부족이 당신의 뇌를 멈추게 한다

이번 주제는 3대 영양소 중 '단백질'입니다. 단백질은 왜 필요한가요?

단백질은 소화되어 아미노산으로 분해되어 흡수하고 세포 안의 리보솜에서 필요한 단백질로 합성됩니다. 단백질은 신체를 구성하고 생명 유지에 필수적인 다양한 역할을 수행하는 영양소입니다.

단백질의 3대 역할

1. 몸의 구성 및 유지

2. 에너지원

3. 생리 작용 수행-효소, 호르몬, 면역물질, 운반·저장

뇌의 구성 성분이 물을 빼면 지방이 55~60%로 가장 많고 다음이 단백질로 40~45%를 차지한다고 했습니다. 음식 중 단백질을 어느 정도 먹어야 하나요?

하루 체중 1kg당 0.8-1.2g 정도 약 1g씩 먹어야 합니다. 체중이 60kg 면 60g 정도를 먹어야 합니다. 주요 식품 100g당 단백질 함량은 소고기, 돼지고기에는 약 25%, 닭가슴살 31%, 달걀 12, 우유 13, 콩 38 내외, 생선 20 내외, 쌀 6-7, 잡곡 11-12, 채소는 2g 내외입니다.

60g의 단백질을 먹으려면 어느 정도 먹어야 하나요?

육류로만 먹으면 240g 정도, 계란만 먹으면 10개 정도, 콩만 먹으면 150g, 쌀만 먹으면 1,000g을 먹어야 가능합니다. 밥만 먹으면 단백질이 부족해지기 쉽습니다. 육류 30%, 생선 25%, 콩류 20%, 잡곡 15%, 쌀 10%가 좋습니다. 매일 대략 육류 80g, 생선 60g, 콩 50g과 잡곡밥을 먹는 것이 좋습니다.

이런 양을 매끼 나누어 먹는 것이 좋습니다. 곡류에는 필수 아미노산이 부족한 경우도 있으니 여러 가지 잡곡을 섞는 것이 좋습니다.

뇌 건강에 중요한 아미노산으로 트립토판, 티로신, 글루탐산 등이 있습니다. 이런 아미노산들은 육류, 생선, 계란, 콩, 유제품에 많이 들어 있습니다. 우리의 일상 식습관과 비교하면서 섭취를 늘려야 합니다.

정리하자면, 뇌 건강에 중요한 아미노산은 육류, 생선, 계란, 콩, 유제품에 많이 들어 있고, 우리의 일상 식습관은 이런 것이 부족하므로 챙겨 드시는 것이 좋다는 내용이었습니다.

30.
치매 정신장애,
그 시작은 식탁의 미네랄 부족!

이번 이야기는 '미네랄 부족과 치매'입니다. 원장님, '미네랄'이 무엇인가요?

미네랄은 무기물질로, 에너지 생산과 생리 기능 조절에 필수적인 역할을 하지만 체내에서 합성되지 않기 때문에 반드시 음식으로 섭취해야 하며 탄수화물, 단백질, 지방, 비타민과 함께 5대 영양소 중 하나입니다.

미네랄의 주요 작용을 간단하게 이야기해 주세요.

첫째, 조효소로 작용합니다. 물질의 합성과 분해를 하는 효소의 작용을 돕습니다. 둘째, 뼈와 치아를 비롯한 몸의 구성을 담당합니다. 셋째, 전해질, pH 조절 등 체액의 균형을 유지합니다. 넷째, 항산화 작용을 합니다.

미네랄에는 어떤 종류가 있나요?

하루에 100mg 이상 필요한 대량 미네랄과 수 mg 이하가 필요한 미량 미네랄이 있습니다. 대량 미네랄에는 나트륨, 염소, 칼슘, 칼륨, 인, 마그네슘이 있고, 미량 미네랄에는 철, 아연, 구리, 요오드, 셀레늄, 망간, 크롬, 몰리브덴 등이 있습니다.

미네랄이 왜 중요한가요?

단순한 영양소처럼 보이지만 미네랄 부족은 머리와 몸 전체에 놀라운 영향을 미칩니다. 흥미롭게도 위대한 문명과 제국의 흥망성쇠도 미네랄 부족과 관련 있다는 주장도 있습니다. 교통수단이 크게 발달하지 않았던 시절에는 대략 사방 칠십 리 안에서 경작된 농산물만 먹었습니다.

같은 장소에서 계속 농사를 지으면 결국 지력이 고갈되고 미네랄이 부족해지면서 정신이 불안정해지고 서로 다투다 결국 내부분열로 몰락하였다고 주장합니다.

어떤 미네랄 불균형이 뇌에 나쁜 영향을 미치고 결국, 치매 발병의 원인이 될 수 있나요?

특히 마그네슘, 아연, 셀레늄, 철, 구리 등이 중요합니다. 첫째, 마그네슘 섭취가 높을수록 치매나 경도인지장애 위험 낮아집니다. 마그네슘은 ATP라는 에너지 물질을 만드는 데 필요한 수많은 효소의 조효소로 작용합니다.

둘째, 아연은 DNA 합성, 세포분열을 돕고 항산화 작용을 합니다.

셋째, 셀레늄은 항산화 효소의 구성 성분으로, 부족하면 인지기능이 저하되고 아밀로이드 단백질 쌓여 치매 발병 위험이 증가합니다.

넷째, 철입니다. 철 결핍은 피로, 우울증, 불안 등 정신건강을 악화시킵니다. 여러 연구에서 철분 보충으로 우울, 불안, 인지기능이 개선됨을 확인하였습니다.

다섯째, 구리의 과다섭취는 오히려 인지기능을 저하하고, 치매 악화의 요인이 됩니다.

구리는 철의 흡수와 철의 세포 내 필요한 부위로 이동시키는 데 작용하며, 구리가 부족하면 철은 충분해도 제 기능을 하지 못하거나, 축적되어 독성이 생깁니다.

미네랄 부족으로 나타나는 또 다른 문제는요?

미네랄 결핍은 현대의 다양한 건강 문제와 관련이 있습니다. 자폐·ADHD, 기분장애, 불안, 충동성, 이상행동 및 정서불안과 같은 정신건강과 조발 월경/조기 폐경, 여성 건강과 남성의 정자 질 저하와도 관련이 깊습니다.

어떻게 미네랄 불균형을 조절할 수 있나요?

균형 잡힌 식사가 중요합니다. 경작된 농산물보다는 노

지나 지력이 좋은 곳에서 자연 재배된 먹거리가 좋습니다. 함초, 천일염, 죽염 등과 채소, 해조류, 견과, 통곡류 등 미네랄이 풍부한 식품을 섭취해야 합니다.

스트레스는 마그네슘 등 탈진을 촉진하므로 관리하기 위해서는 주기적 혈액검사와 미네랄 검사와 상담이 필요합니다. 미네랄 보조제를 활용할 수도 있습니다.

미네랄 부족과 불균형은 많은 건강 문제를 일으킵니다. 특히 치매를 비롯한 다양한 뇌 질환, 신경·행동장애의 원인이 됩니다. 생리불순, 정자 수 감소와 불임의 원인이 되기도 합니다. 밥상과 생활을 한번 돌아보시고, 미네랄 불균형의 가능성을 꼭 확인하시길 바랍니다.

4장

루틴으로 지키는 인생 건강

늙지 않는 뇌를 위한 노후 습관

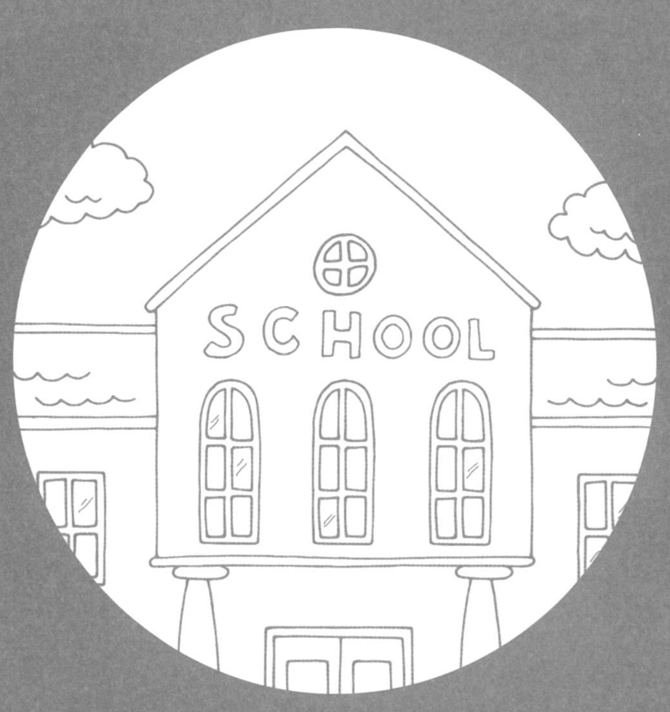

31.
치매 예방의 열쇠,
비타민과 미네랄로 뇌를 지켜라

누가백활로 가기 위한 식습관의 개선! '비타민 부족과 치매'에 대해 이야기를 나눠 보겠습니다. 원장님, 우리가 비타민이 중요한 것은 알지만 정작 왜 중요한지, 어떻게 먹어야 하는지 잘 모르는 경우도 많죠.

맞아요. 그중에서도 특히 치매 예방과 두뇌 건강을 위해서도 비타민이 필수인데, 어떤 비타민이 뇌에 좋고, 음식으로 어떻게 챙길 수 있는지 알려 드리겠습니다.

먼저 비타민이 뭔지 간단히 설명해 주세요.

비타민은 우리 몸이 에너지를 만들고, 세포를 유지하고, 면역과 뇌 기능을 조절하는 꼭 필요한 미량 영양소입니다.

하지만 체내에서 대부분 스스로 만들지 못하죠. 그래서 반드시 음식으로 섭취해야 합니다.

치매 예방과 기억력에 특히 중요한 비타민은 뭐가 있을 까요?

비타민에는 지용성인 비타민A, D, E, K와 수용성인 비 타민B, C가 있습니다. 특히 B, C, D, E가 뇌에 중요합 니다.

첫째, 비타민B군(특히 B1, B6, B12, 엽산)

- 역할: 뇌세포 에너지 공급, 신경전달물질 합성, 호모시 스테인을 없앱니다.
- 부족 시: 기억력 저하, 우울감, 혼란
- 풍부한 식품: 현미, 통곡물, 달걀, 육류, 녹황색 채소

둘째, 비타민C

- 역할: 항산화 작용, 면역 증진, 뇌세포 스트레스 보호
- 풍부한 식품: 브로콜리, 파프리카, 감귤, 딸기

셋째, 비타민D

- 역할: 신경세포 보호, 염증 억제
- 부족 시: 우울증, 인지기능 저하

• 풍부한 식품: 연어, 고등어, 달걀노른자, 햇볕을 쬔 버섯

넷째, 비타민E

• 역할: 강력한 항산화제, 뇌세포 노화 방지

• 풍부한 식품: 아몬드, 해바라기 씨, 올리브유

그렇다면 하루에 어느 정도씩 먹는 게 좋을까요?

성인 기준으로 아래와 같이 섭취하면 좋습니다.

• B군: 종합적으로 복합 섭취 (예 B-complex 제품 또는 통곡

  물 식사)

• C: 하루 100~200mg (과일 한두 개면 충분)

• D: 하루 800~1,000IU (햇볕 20분+식품) 연어, 고등어, 계

  란 노른자, 표고버섯 등

• E: 하루 15mg (아몬드 한 줌이면 OK!)

이외에 비타민A는 시력과 면역 세포분열과 태아 성장에
중요하며 과용하면 태아 기형, 간독성이 있습니다. 당근
100g, 간 10g, 계란노른자 10개, 삶은 고구마 100g, 익힌
시금치 180g 정도가 적당합니다.

비타민K는 혈액 응고, 뼈 건강, 심혈관에 칼슘 축적을
예방합니다.

청국장 낫토 10g, 깻잎 6장, 삶은 시금치 30g 정도면 충분하며 혈전 용해제, 고지혈증약을 복용할 때는 주의해야 합니다.

비타민 부족을 방지하는 간단한 방법 소개해 주세요!

우리의 일반적인 식습관에 순 쌀밥보다는 현미, 통곡물을 조금 섞고, 의식적으로 달걀 1~2개, 생선 한 토막, 육류 몇 점, 채소나 나물, 과일 하나를 드시면 좋습니다. 올리브 기름이나 들기름 한 숟가락도 꼭 챙겨 드시고, 아침에 20분 이상 햇빛을 받으며 걸어 보세요.

나이가 많아 식사량이 줄었는데 비타민 보충제를 먹어야 하나요?

좋은 질문입니다. 식사량이 줄었다면, 보충제를 무조건 먹는 것보다 필요한 것을 선별해 먹는 것이 좋습니다.

특히 비타민B군과 D 보충제가 필요한 경우가 많습니다.

고지혈증약이나 항응고제 복용 중이신 분은 의사와 상담 후 복용해야 합니다.

고용량 복용은 간·신장에 부담을 주므로 남용을 주의해야 합니다.

이외에도 식사량 부족으로 단백질, 오메가-3, 칼슘, 마그네슘이 부족하기 쉽습니다.

나이가 들면, 위산 분비 저하로 소화·흡수 능력이 떨어지면서 비타민B12, 철분, 아연 등의 흡수가 줄어듭니다.
질병과 약물 복용으로 인해 비타민 소모를 증가시키거
나 흡수를 방해할 수 있습니다.

소식하거나 편식하는 어르신은 종합 비타민, 비타민B
군, 아연이 좋습니다. 뼈 건강이 걱정될 때는 비타민D3
와 칼슘을 챙겨 먹는 것이 좋고, 기억력 저하나 피로감이
있을 때는 비타민B12, 오메가-3, 코엔자임 Q10을 보충
하고 근육량이 줄고 기력이 없을 때는 단백질 보충제+마
그네슘을 보충하면 좋습니다.

또 다른 질문입니다. 비타민은 많이 먹으면 더 좋은
가요?

아닙니다. 지용성 비타민D, E 등은 과잉 섭취 시간에 축
적돼 독성이 생길 수 있어요.

식사로 우선 챙기고 부족할 때만 보충하는 것이 원칙입
니다.

항상 하는 이야기지만 과유불급입니다. 비타민 부족을
예방하기 위한 방법을 정리해 보겠습니다.

- 순 쌀밥보다는 현미, 통곡물을 소량 섞는다.
- 의식적으로 달걀 1~2개, 생선 한 토막, 육류 몇 점, 채
  소나 나물, 과일 하나 섭취한다.

- 올리브 기름이나 들기름을 한 숟가락 정도 꼭 챙겨 먹
  는다.

도시인 90% 이상이 비타민D가 부족합니다. 비타민D가
풍부한 연어, 고등어, 달걀노른자, 햇빛에 노출된 버섯을
먹으면서 햇빛을 받으며 걷는 것이 좋습니다.

32.
치매 명의가 추천하는 색깔별 항산화제

이번 내용은 특별히 집중하셔야 합니다. 가정의학과 전문의이면서 한의사인 암도 이겨 낸 치매 명의 김시효 원장님이 특별히 양의학과 한의학적으로 항산화제와 치매의 관계를 자세히 알려 드릴 테니까요. 누가백활로 가기 위한 식습관의 개선! 이번에는 많은 분이 궁금해하시는 '항산화제와 치매'입니다. 항산화제가 중요하다는 말을 많이 들었는데, 정확히 무엇인지, 왜 중요한지, 먹는 방법을 모르는 경우가 많아요.

맞습니다. 간단히 말해서 항산화제가 부족하면 노화 속도가 빨라집니다. 왜 노화가 될까요? 노화의 명확한 단일 원인은 없습니다. 가장 핵심적으로 받아들여지는 이론은 손상 누적(분자장해)설과 프로그램설인데 두 가지 현상이 같이 일어나고 있습니다.

말하자면 나이에 따라 노화 속도가 정해져 있는데 여기에 여러 가지 미세한 손상이 누적되면서 노화가 가속된다고 봅니다. 손상의 주된 원인으로 활성 산소가 작용합니다.

근데 항산화제는 무엇이고, 어디에 좋은 거죠?

항산화제는 '활성 산소'를 무력화시키는 물질이고, 질병을 예방하고 노화를 늦추는 데 좋습니다. 활성 산소는 세포를 녹슬고 빨리 늙게 만드는 물질입니다. 치매, 암, 심장병 같은 질병은 물론 노화의 주범이에요. 우리가 활동을 하고, 스트레스를 받고, 기름진 음식 먹을 때마다 계속 생깁니다.

문제는 필요한 양보다 더 많이 만들어지는 것입니다. 많아질수록 우리 몸을 더 빠르게 녹슬게 하는 나쁜 물질이 됩니다. 이렇게 생기는 활성 산소가 무조건 나쁜 물질은 아니고 세균을 물리치거나 다양한 생리적 기능을 수행할 때 꼭 필요한 물질이기도 합니다.

그럼 '산화'를 막는 게 치매 예방의 핵심이네요?

그렇죠. 특히 뇌세포는 산소를 많이 쓰기 때문에 산화 스트레스가 심해요. 그래서 항산화제가 치매 예방에 핵심 역할을 합니다. 항산화제는 과일이나 채소에 많이 들어 있는데, 색깔별로 들어 있는 항산화 성분이 다릅니다.

한 가지 항산화 성분이 너무 많으면 오히려 산화 물질로 작용하여 해로울 수 있습니다. 그러니 다양한 과일과 채소를 통해 여러 종류의 항산화제를 골고루 섭취하는 것이 좋습니다.

먼저 한의학적인 이야기를 하겠습니다. 한의학에서는 수천 년 전부터 자연과 인체의 조화로운 관계를 중요하게 생각했습니다.

- 오장(간, 심, 비, 폐, 신)을
- 오색(다섯 가지 색-청, 홍, 황, 백, 흑)과
- 오미(다섯 가지 맛-산, 고, 감, 신, 함),
- 오행(목, 화, 토, 금, 수)을 연결 지어 건강법에 활용해 왔습니다.

푸른색과 신맛은 간을 보하고
빨간색과 쓴맛은 심장을 보하고
노란색과 단맛은 비장을 보하고
흰색과 매운맛은 폐장을 보하고
검은색과 짠맛은 신장을 보합니다.

수천 년 전부터 이런 내용을 알고 있었다니 정말 놀라운 데요. 경험이 무엇보다도 중요한 것 같아요. 푸른 녹색은 한의학적으로 간에 좋다고 하셨는데 녹색에 많이 들어 있는 항산화제의 종류와 작용이 무엇인지 이런 내용을 한의학적으로도 설명해 주세요.

녹색 채소에는 루테인, 클로로필, 그리고 비타민K, C가 풍부해요. 대표 음식으로 시금치, 케일, 브로콜리, 부추가 있습니다. 루테인은 황반변성 예방뿐 아니라 뇌의 인지기능도 지켜 줍니다.

클로로필과 비타민 C는 해독, 항염 작용도 있어서 뇌에도 좋아요. 특히 미나리, 인진쑥, 엉겅퀴 등은 간에 좋은 것으로 알려져 있죠. 간 건강을 지키려면 녹색 채소를 자주 섭취하고, 화를 잘 다스리는 등 간의 기운을 도와주는 생활 습관을 함께 유지하는 것이 눈 건강과 전신 건강에 모두 이롭습니다.

주황색은 어디에 좋은가요? 어제 평창 봉평 6일장에서 제가 주황색 파프리카를 특별히 샀지요!

주황색 채소인 당근, 고구마, 단호박엔 베타카로틴이 많습니다. 이건 몸에서 비타민A로 변환돼서 눈과 뇌를 함께 보호해요. 주황색은 크게 보면 녹황색 채소로 한의학적으로 청색에 속합니다.

그래서 당근 먹으면 눈이 좋아진다는 거군요! 다음은 빨간색에 많이 들어 있는 항산화 성분 이야기를 들어 볼까요?

빨간색엔 대표적으로 라이코펜과 안토시아닌이 들어 있습니다. 라이코펜은 토마토, 수박에 많고 안토시아닌은 붉은 양배추, 딸기, 체리에 풍부합니다. 안토시아닌은 심혈관을 튼튼히 해서 뇌 혈류를 개선하고 라이코펜은 염증을 줄여 뇌세포를 보호합니다.

한의학적인 빨간색과 오장의 관계는 어떤가요?

빨간색 안토시아닌은 심혈관 질환을 예방하고, 라이코펜이 뇌 염증을 예방하는 것은 한의학적으로 심을 보하는 것에 해당합니다.

노란색에 무엇이 많이 들어 있나요?

노란색인 당근 단호박에는 베타카로틴, 카로티노이드가 많습니다. 옥수수와 고구마엔 루테인, 제아크산틴이 많아 눈 건강에 좋습니다. 한의학에서 노란색은 비장(脾)에 배속되어 있습니다. 비장은 소화와 영양 흡수, 기력 보충에 중요한 장기인데, 노란색 채소와 과일은 비장을 튼튼하게 하고 소화력을 돕는 음식으로 권장됩니다.

당근, 단호박, 옥수수, 고구마의 성분은 눈 건강에 즉 간에 좋은 음식이지만 소화가 잘된다는 면에서는 비장에 좋은 음식입니다.

흰색 채소와 과일에 많이 든 성분과 작용에 대해서도 이야기해 주세요.

흰색 채소와 과일에는 안토산틴(Anthoxanthin), 플라보노이드, 비타민 C 등 다양한 항산화 성분이 풍부하게 함유되어 있습니다. 양파, 무, 배, 마늘, 바나나, 도라지, 인삼 등이 주된 예시입니다. 항염, 항균, 항암 효과와 면역력 증강 및 호흡기 건강 보호와 세포 보호, 노화 예방, 암 예방 등에 중요한 역할을 합니다. 한의학적으로는 폐 건강을 위해 도라지, 무, 배 등을 많이 사용합니다.

보라색 음식에는 무엇이 풍부한가요?

보라색 음식은 거의 다 항산화 덩어리예요. 블루베리, 가지, 자색 고구마, 포도, 아로니아 등에는 심혈관 질환 예방, 노화 방지, 항염 항암 효과, 면역력 증강과 뇌를 보호하는 안토시아닌, 레스베라트롤, 폴리페놀이 풍부합니다.

한의학적으로는 보라색은 흑색이며, 신을 보합니다. 항산화 작용으로 항노화 효과가 생겨서 신을 보하는 것입니다.

항산화제를 챙겨 먹으려면 양이 너무 많을 것 같은데요?

그래서 제가 준비했습니다. 색깔 항산화 5색 샐러드 레시피!

- 빨강 방울토마토 5개
- 주황 당근 채 30g
- 노랑 노란 파프리카 30g
- 초록 시금치 한 줌
- 보라 블루베리 한 줌 혹은 자색 양배추+올리브유 한 숟갈+견과류 한 줌

이거 한 그릇이면 항산화제는 걱정 없겠네요!

맞아요. 이 샐러드는 항산화, 뇌 혈류 개선, 면역력까지 한 번에 챙깁니다. 하루 한 끼만 이렇게 드셔도 치매 예방식단이 됩니다.

내용을 정리해 주실까요?

항산화제는 활성 산소를 제거하여 뇌세포를 보호합니다. 가능하면, 식단에 빨·주·노·초·파·남·보라색과 흰색을 챙겨 드시는 것이 뇌 건강에 좋습니다.

이렇게 치매 예방에 좋은 식습관 특히 항산화제를 적절하게 잘 먹는 방법에 대해 알아봤습니다.

33.
장 청소가 기억력을 지킨다

누가백활로 가기 위한 식습관의 개선! '식이섬유와 치매'에 대해 이야기를 나눌 차례입니다. 식이섬유가 정확하게 무엇인지, 왜 식이섬유가 뇌 건강에 중요한지, 어떻게 먹어야 하는지 잘 모르는 경우도 많죠.

맞아요. 특히 치매 예방과 두뇌 건강을 위해서 장의 건강도 중요하며, 장의 건강을 위해 식이섬유를 잘 먹어야 합니다.

식이섬유요? 단순히 변이 잘 나오게 하는 거 아닌가요?

그렇게만 알고 계신 분도 많죠. 식이섬유는 소화 효소로 분해되지 않는 '탄수화물'인데 장까지 내려가서 유익균 먹이가 되고, 대사 노폐물도 배출시킵니다.

오, 그러니까 그냥 '장 청소부'가 아니라 '장 생태계 설계 정확합니다. 장 속 유익균의 밥이 바로 식이섬유예요.

네, 물에 녹는지에 따라 두 가지로 나뉘어요. 수용성 식이섬유는 물에 녹아 젤 형태로 변해요. 혈당을 조절하고, 콜레스테롤을 배설하고, 유익균 증식에 먹이가 됩니다. 대표 식품으로 귀리, 사과, 보리, 바나나, 치커리, 고구마 등이 있어요.

불용성 식이섬유는 물에 녹지 않고 부피만 커집니다. 배변 촉진, 장운동 활성화, 노폐물 배출을 돕고 대표 식품으로 현미, 양배추, 당근, 브로콜리, 견과류 등이 있죠.

사실 뇌 건강에 중요한 건 수용성 식이섬유! 왜냐하면 유익균 먹이 → 단쇄지방산 생성 → 염증 억제 → 뇌 보호까지 이어지거든요.

좋은 질문입니다. 프로바이오틱스는 살아 있는 유익균을 말하며, 프리바이오틱스는 유익균의 먹이가 되는 바로 수용성 식이섬유예요.

네요!

정확해요. 특히 프락토올리고당, 이눌린 같은 프락탄과 갈락토올리고당(GOS)과 펙틴 같은 프리바이오틱스 성분은 비피더스균, 락토바실러스 같은 유익균을 활성화시켜요. 프락토올리고당은 과당이 3개에서 10개가 붙은 것이고, 이눌린은 과당이 주로 20개에서 60개 이하 붙은 것이고, 갈락토올리고당은 포도당 하나에 갈락토스가 10개 이하 결합한 형태입니다.

펙틴은 포도당이나 과당으로 이어진 게 아니라 갈락투론산이라는 산성 당이 연결된 구조입니다. 그래서 혈당을 올리지 않으면서도 장내 세균에겐 영양분이 되죠.

그러니까 사과나 감귤의 '식이섬유'는 단순 당 덩어리가 아니라 우리 몸에 이로운 특수 당질이라고 볼 수 있겠네요?

그렇죠. 사람은 소화하지 못하지만 장내 미생물의 먹이가 되고 단쇄지방산이라는 짧은 사슬 지방산을 만들어 장의 영양물질로 작용합니다.

요즘 뉴스에 자주 나오는 단어, '마이크로바이옴'… 그건 뭐죠?

쉽게 내 몸속에 사는 미생물 생태계 전체를 말합니다. 수많은 미생물의 수많은 유전인자로 인해 만들어지는 수많은 물질이 장 건강은 물론 면역기능과 건강 전체에 영향을 미치게 되므로 마이크로바이옴이 좋아야 합니다. 특히 장 안의 유익균, 중립균, 유해균의 비율이 중요하죠.

이런 균이 많으면 뇌에도 영향을 줄 수 있다는 말씀이신가요?

바로 그걸 연결하는 게 '뇌-장축(Brain-Gut Axis)'입니다. 세로토닌의 90% 이상이 장에서 만들어지고, 장에서 염증이 생기면 우울증, 기억력 저하, 치매 위험이 올라갑니다. 세로토닌이 뇌로 이동하지는 못하지만 장과 뇌는 미주신경으로 연결돼 있고 미주신경 등을 통해 뇌 건강에 영향을 미칩니다.

아니, 장이 예민하면 뇌가 예민해진다는 게 진짜였네요?

네, 한의학에 '비자기지근본'이라는 말이 있습니다. 비, 즉 소화기는 기의 근본이라는 말로 소화기가 나쁘면 기운이 떨어진다는 말입니다. 장이 약해지면 유익균이 세로토닌 생산을 잘 못하고, 이로 인해 우울증 상태 즉 기운이 빠지게 됩니다.

그리고 염증 억제 물질인 부티르산도 적게 만들어 뇌를 보호하는 기능이 약해집니다.

자, 그럼 김시효표 레시피가 있나요?

그럼요! '5색 장-뇌 연결 샐러드+발효 유산균 소스'입
니다.

- 초록 (불용성) 브로콜리 살짝 데친 것
- 주황 (수용성) 고구마 찐 것 50g
- 노랑 (프리바이오틱스) 바나나 슬라이스
- 보라 (항산화) 자색 양배추 채
- 흰색 (발효) 플레인 요구르트 or 청국장 1스푼 소스

이 샐러드 한 접시면 식이섬유, 프리바이오틱스, 프로바
이오틱스인 유산균, 비타민, 미네랄, 항산화 성분을 한
번에 섭취할 수 있습니다.
식이섬유는 '장 건강'뿐 아니라 '뇌 건강'도 좌우합니다.
특히 수용성 식이섬유는 유익균의 먹이가 되어 세로토
닌·항염 물질인 부티르산 생산이 뇌 보호까지 이어지죠.
'먹는 게 뇌를 바꾼다' 꼭 기억하세요!

34.
코엔자임 Q10, 건강과 장수의 비밀

이번 주제는 많은 분이 잘 모르시는 '코엔자임 Q10'입니다. 원장님, 무엇인가요?

네, 코엔자임이라는 말이 조효소라는 말이므로 코엔자임 Q10은 'Q10'이라는 조효소를 말합니다.

세포의 미토콘드리아에서 효소의 에너지 생산을 돕는 '조효소'입니다.

유비퀴논 계열의 지용성 비타민 유사 물질이지만 비타민은 아니며 또한, 자체로 항산화 작용이 있으며 비타민 E의 항산화 작용을 돕습니다.

세포의 손상을 막아주고, 노화 방지에 도움을 줍니다.

코엔자임 Q10의 중요한 효과는 뭔가요?

코엔자임 Q10이 부족하면 에너지 생산 능력이 떨어져

피로감, 무기력, 근육 약화 등의 증상을 개선하고, 심장
과 근육과 같은 에너지가 많이 필요한 장기에 많이 필요
합니다. 심근경색, 심부전 등 심장 질환 환자에게 보조적
으로 쓰이기도 합니다.

코엔자임 Q10은 인체 조직에 널리 존재하는 분자이지만
식이 영양소가 아니고 권장 섭취 기준이 없으며 미국에
서 건강이나 질병 예방을 위해 보충제로 사용하는 것이
승인되지는 않았습니다.

고지혈증약으로 발생한 근육통에 코엔자임 Q10이 도움
이 되나요?

콜레스테롤과 코엔자임 Q10은 둘 다 체내에서 메발론산
경로로부터 합성됩니다. 고지혈증약인 스타틴은 메발론
산 경로를 억제해 콜레스테롤을 낮추는 동시에, 코엔자
임Q10의 합성도 함께 감소시킵니다. 이런 이유로 일부
환자에게 근육통, 피로, 근무력증 등의 증상이 나타나는
데, 이는 체내 코엔자임 Q10 감소와 연관이 있다고 여겨
집니다

코엔자임 Q10 부족이 치매와도 관련 있나요?

네, 그럴 수 있습니다. 코엔자임 Q10의 항산화력과 뇌
신경 보호 작용이 치매 예방과 진행 억제에 영향을 줄 수
있다는 연구 결과들이 있습니다. 특히 산화 스트레스가

뇌세포에 미치는 영향을 줄여 주는 것으로 보고되고 있습니다. 알츠하이머병 환자에서 코엔자임 Q10의 농도가 낮게 나타났다는 연구도 존재합니다.

파킨슨병, 레비소체 치매, 다계통위축증 등 다양한 치매에서 코엔자임 Q10의 농도가 낮게 나왔다는 연구가 있습니다.

우리 일상 식사에서 코엔자임 Q10을 많이 얻으려면 뭘 먹어야 할까요?

주로 다음과 같은 음식에 많이 들어 있습니다.

- 쇠고기, 돼지고기, 닭고기 (특히 심장, 간 등 내장)
- 고등어, 정어리, 참치 등 기름진 생선
- 시금치, 브로콜리, 콜리플라워 등 채소류
- 땅콩, 피스타치오, 참깨 등 견과류와 씨앗류

하루에 얼마나 필요한가요? 음식만으로 충분한가요?

정확한 기준이 정해져 있지는 않습니다. 건강한 성인의 하루 필요량은 대체로 약 30~100mg 정도로 권장되지만 일반적인 식습관으로는 필요량의 10% 정도를 섭취하는 것으로 여겨지고 있습니다.

나이가 들수록 체내 합성이 감소하므로, 40대 이후에는 필요량이 증가할 수 있습니다.

음식만으로 충분히 섭취하기 어려우므로, 필요하면 영양제 형태의 보충도 고려할 수 있습니다. 단, 심혈관 질환이나 특수 목적일 경우에는 전문가와 상담 후 결정하는 게 좋습니다.

35.
한약 속 이 성분!
파이토케미칼의 건강 효과

이번 주제는 많은 분이 잘 모르시는 '파이토케미칼과 치매'입니다. '파이토케미칼'이 생소한 분들도 많을 텐데요. 쉽게 설명해 주시죠.

파이토케미칼(Phytochemical)은 식물이 만들어 내는 '생리 활성물질'입니다. 영양소와는 다르지만 식물의 색, 향, 맛, 독성 등 다양한 기능을 담당하며 식물이 해충, 질병, 환경 스트레스로부터 자신을 지키는 방패 역할을 하죠. 사람이 섭취하면 각종 만성 질환 예방, 항산화, 면역증강 등 건강상 많은 이점이 있습니다.

왜 한약에는 이렇게 다양한 파이토케미칼이 풍부할까요?

한약은 오랜 세월 동안 다양한 식물의 뿌리, 줄기, 열매, 잎 등 여러 부위를 원료로 사용해 왔습니다. 각 식물은 환경에 대응하며 자신을 보호하기 위해 수만 종의 파이토케미칼을 만들어 냅니다. 한약재로 쓰이는 약초, 열매, 씨앗에는 폴리페놀, 플라보노이드, 사포닌, 알카로이드, 테르페노이드 등 다양한 파이토케미칼이 함유되어 있습니다.

특히 한방에서는 식물 전체 혹은 복합 처방을 사용함으로써 다양한 파이토케미칼이 시너지 효과를 내도록 하죠.

최근에는 식물에서 추출한 파이토케미칼이 실제로 의약품으로도 많이 개발됐다고 들었어요?

맞습니다! 대표적인 파이토케미칼 유래 의약품은 세계적으로 많이 사용되고 있습니다

- 페니실린: 곰팡이에서 추출한 항생제로 세균 감염을 치료
- 파클리탁셀(탁솔): 주목에서 추출한 항암제로 유방암, 난소암 등에 주로 사용
- 아르테미시닌: 개똥쑥에서 추출한 말라리아 치료제
- 갈란타민: 스노우드롭에서 추출한 치매 치료제

- 에페드린: 마황에서 추출된 천식, 기도확장제
- 모르핀: 양귀비에서 추출한 마약 진통제

한약의 파이토케미칼이 중요한 이유는 뭘까요?

한약은 단순한 영양 공급을 넘어 신체 항상성 유지, 세포 손상 방지, 염증 억제, 면역력 증강, 노화 방지 등 질병의 근본적 예방과 균형 회복을 추구합니다.

한약 속의 다양하고 많은 종류의 파이토케미칼이 세포의 약해진 부위를 보강하여 활력을 회복시키는 작용을 합니다. 특히 서양의학이 단일 성분 중심이라면, 한방은 '복합 파이토케미칼의 시너지'로 전체 건강을 돌봅니다.

한약 속 파이토케미칼의 건강 효과와 과학적 근거가 무엇인가요?

파이토케미칼은 활성 산소로부터 세포를 보호해 조기 노화 방지, 염증 억제, 만성 질환 예방에 도움을 줍니다. 플라보노이드, 폴리페놀, 사포닌, 알칼로이드 등은 강력한 항산화 작용과 염증 매개 물질 생성을 억제하는 것이 과학적으로 입증되고 있습니다.

쿠르쿠민, 레스베라트롤, 에페드린 등의 파이토케미칼은 암세포의 성장과 증식을 막고, 면역세포 활성화를 도와 암 예방 및 치유에 도움을 줍니다. 또, 베타-글루칸,

카테킨 등은 면역반응을 증진하고 감염에 대한 저항력을 높입니다.

파이토케미칼이 풍부한 한약재나 식품을 정기적으로 섭취하면 혈압 조절, LDL 콜레스테롤 감소, 혈관 건강 유지와 같은 심혈관계 개선 효과가 관찰됩니다. 혈당 조절, 비만 억제, 인슐린 저항성 개선 등 대사증후군 완화에도 긍정적입니다. 특정 파이토케미칼은 뇌 신경세포를 보호해 치매와 신경퇴행성 질환(알츠하이머병 등) 예방에 도움을 준다는 연구가 다수 보고되고 있습니다.

효과가 정말 풍부하네요. 일상에서 파이토케미칼을 충분히 섭취하려면 어떻게 해야 할까요?

한약 복용이 아니더라도 다양한 채소, 과일, 곡물, 견과류, 향신료 등 식물성 식품을 골고루 섭취하는 것이 중요합니다. 하지만 전통 한약은 수천 년 경험과 체계적 원리로 여러 파이토케미칼의 균형을 맞춰 주기 때문에 체질이나 상황에 따른 맞춤 건강 관리가 가능합니다.

오늘 파이토케미칼의 놀라운 세계, 한약이 왜 건강에 좋은지 잘 알게 됐습니다!

파이토케미칼, 자연의 지혜이자 살아 있는 건강 물질입니다. 앞으로 건강한 백세생활, 한약과 더불어 식물의 힘을 믿으세요.

36.
치매 예방 필수! 뇌 운동의 모든 것

이번 주제는 바로 뇌 건강을 지키는 중요한 비밀, '뇌도 운동해야 산다!'입니다. 원장님, 뇌 운동이 뭔지 궁금해하는 분들 정말 많죠?

맞아요. 우리가 몸을 위해 운동하듯이, 뇌도 운동해야 건강을 유지할 수 있습니다. 그런데 뇌 운동이 단순히 퍼즐 푸는 것만이라고 생각하면 오해입니다. 그 오해를 풀어드리겠습니다.

먼저, 뇌 운동이 뭔지 간단히 설명해 주세요.

네, 뇌는 사용을 하면 구조와 기능이 발달하고, 사용하지 않으면 퇴화합니다. 이렇게 변하는 성질을 '가소성'이라 합니다. 뇌 운동은 뇌를 자극해서 새로운 신경회로를 만들고, 기존 회로를 강화하는 활동입니다. 쉽게 말하면 뇌도 근육처럼 '트레이닝'으로 키울 수 있어요. 우리가 근육을 쓰지 않으면 약해지듯 뇌도 쓰지 않으면 퇴화합니다.

그럼 단순히 독서하거나 생각하는 것도 뇌 운동인가요?

맞습니다. 하지만 포인트는 새로운 자극, 조금 벅찬 일, 반복적인 도전이에요. 이미 익숙한 일만 하면 효과가 작아요. 새로운 걸 배우거나, 평소 안 하던 활동을 해야 합니다. 하던 일은 조금 벅찰 정도로, 반복적이고 지속해서 해야 뇌가 강해집니다.

말하자면 안 하던 운동을 하거나, 불편한 것을 이기거나, 평소보다 무거운 것을 들어야 근육이 강해지는 것처럼 뇌도 용을 써야 단단해집니다.

뇌 운동에도 종류가 있다고 들었는데, 크게 몇 가지로 나눌 수 있나요?

크게 네 가지입니다.

첫째, 인지 자극 활동

퍼즐, 스도쿠, 크로스 워드, 독서, 글쓰기, 악기 연주, 새로운 언어 배우기 등이 있습니다. 특히 새로운 언어를 배우는 건 뇌를 가장 강하게 자극합니다.

둘째, 신체 활동

단순히 운동이 아니라 뇌 혈류를 늘려서 뇌세포를 살리

는 활동입니다. 걷기, 수영, 자전거 같은 유산소 운동이
좋습니다. 또 균형 운동, 예를 들어 요가나 태극권도 뇌
의 소뇌와 전정기관을 자극합니다.

셋째, 감각자극

오감의 감각 신경을 자극하는 것도 뇌 운동이 됩니다. 음
악 듣기, 그림 감상, 찬물로 샤워하는 것, 마사지 등도 뇌
를 자극합니다.

넷째, 사회적·정서적 활동

대화, 토론, 봉사 활동, 모임 참여입니다. 외로움이 뇌 건
강에 큰 악영향을 끼칩니다. 사람과 소통하는 자체가 뇌
운동입니다.

즉, 뇌 운동은 머리를 쓰는 인지 자극뿐만 아니라 신체
활동과 운동, 감각자극 그리고 정서적 유대감 등 뇌를 자
극하는 모든 것이 포함되는 거네요?

그렇습니다. 뇌는 혼자 있는 상태보다 사람과 함께 활동
할 때 훨씬 활발히 움직입니다.

치매 예방에도 도움이 되나요?

네, 과학적 근거가 있습니다. 뇌 운동은 신경 가소성
(Neuroplasticity)을 촉진해서 신경망을 강화하고, 새로운
시냅스 연결도 만듭니다. 그래서 기억력, 집중력, 판단

력, 일 처리 능력이 좋아지고, 치매 발병 위험이 크게 줄어듭니다.

뇌 운동을 꾸준히 하면 얼마나 효과가 있나요?

연구에 따르면, 뇌를 적극적으로 쓰는 사람은 그렇지 않은 사람보다 치매 발생 위험이 30~50% 낮습니다. 그리고 기분도 좋아져서 우울증 예방에도 도움이 됩니다.

'란셋(The Lancet)'이라는 의학 잡지의 치매 위원회에서 치매 발병 위험 요소 열네 가지를 교정하면 45%를 예방할 수 있다고 발표했습니다. 이 중 여섯 가지 24%는 뇌 운동과 관련이 있습니다. 청력 소실, 우울증, 신체 활동 부족, 사회적 고립, 시력 소실은 뇌 운동이 부족할 때 생기는 증상입니다.

바로 할 수 있는 뇌 운동, 몇 가지 알려 주세요.

간단합니다.

- 매일 10분 글쓰기 (손으로!)

- 하루에 5분 새로운 단어 외우기

- 한 정거장 미리 내려 걷기

- 가족이나 친구와 대화하기

- 하루 한 번, 낯선 손으로 양치질하기 (비 우성 손 사용은 뇌 자극에 최고)

뇌 운동이란 게 어렵지 않고, 생활 속에서 충분히 할 수 있다는 걸 알게 됐습니다.

맞습니다. 중요한 건 뇌를 다양하게, 꾸준히 쓰는 것입니다. 오늘부터 시작하세요. 뇌는 평생 변할 수 있습니다.

37.
기분도 운동이 된다?
감정과 뇌를 다스리는 정서 운동의 힘!

이번 주제는 조금 특별합니다. 바로 '감정 운동도 뇌 운동이다?'인데요.

맞습니다. 뇌 운동의 종류는 많습니다.

1. 인지 자극 뇌 운동

2. 운동 자극 뇌 운동

3. 감각통합 뇌 운동

4. 감정·정서 뇌 운동

5. 예술·창의 활동 뇌 운동

6. 사회적 교류 뇌 운동

7. 수면-회복 리듬 뇌 운동

8. 마인드-바디 뇌 운동

우리는 운동이라 하면, 몸을 움직이는 것만 생각하지만 감정과 정서도 움직이고 훈련할 수 있습니다. 이것을 저는 '정서 운동' 또는 '감정 운동'이라 부릅니다. 이렇게 여러 가지 자극으로 뇌를 튼튼하게 만드는 것도 뇌 운동입니다.

감정 운동이라 정말 신선한 개념인데요. 어떤 의미인가요?

감정이 자동반응만 나타나는 것이 아닙니다. 반복적인 훈련과 연습을 통해 조절할 수 있죠. 예를 들어, 부정적 감정이 올라올 때 심호흡을 하고, 자신의 감정을 관찰하는 것도 하나의 뇌 운동입니다.

감정에도 종류가 많지 않나요?

한방에서 다음의 7개 감정 '칠정(七情)'을 잘 조절하지 못하면 오장이 손상을 받는다고 해요.

- 희(기쁠 喜)

- 노(성낼 怒)

- 비(슬플 悲)

- 우(근심할 憂)

- 사(생각 思)

- 공(두려울 恐)

- 경(놀랠 驚)

🧑 7정의 감정을 잘 다스리기 위한 감정 운동을 어떻게 하나요?

👨‍⚕️ 감정 운동의 핵심은 '7정의 정서적 변화를 인식하고, 감정 반응을 억제하고, 긍정 감정을 생성하는 것'입니다. 문제는 감정 억제가 어렵다는 것인데, 이유는 바로 DMN, 즉 기본모드 네트워크가 약하기 때문입니다. 명상 등을 통해 DMN을 활성화하고 뇌의 자가치유력을 끌어내야 합니다.

🧑 DMN 얘기를 자주 들었습니다. 다시 한번 쉽게 설명해 주세요.

👨‍⚕️ DMN(Default Mode Network)은 우리가 깨어 있지만 집중하지 않고 아무것도 하지 않을 때 활성화되는 뇌의 기본 회로입니다. 상상, 회상, 자기성찰, 감정 조절, 공감 능력과 밀접하게 연결돼 있죠.

🧑 그러면 감정 운동이 이 DMN을 활성화한다는 건가요?

👨‍⚕️ 그렇습니다. 기분을 차분히 바라보고, 감정을 의식적으로 다루는 훈련은 DMN을 안정화시키고 우울, 불안, 치매 위험을 낮춰 주는 효과가 있습니다.

🧑 감정 운동은 어떻게 실천하나요? 예를 들어 주시면 좋겠어요.

👨‍⚕️ 예를 들면 이런 것들입니다.

첫째, 정서 일기 쓰기입니다.

하루 중 기억에 남는 감정 세 가지를 쓰고 '왜' 느꼈는지 성찰합니다.

둘째, 감정 호흡법입니다.

부정적 감정이 올라올 때 숨을 깊게 들이마시며 감정을 '감지'하고, 내쉬며 '놓아주는' 연습을 합니다.

셋째, 감정 명상입니다.

눈을 감고 일어나는 자신의 감정을 그림이나 도형으로 표현해서 이름을 붙이고, 마치 제삼자가 바라보듯 감정을 관찰하고 그것을 의식적으로 지웁니다.

넷째, 감사한 마음을 갖는 것입니다.

화났던 일에서도 상대나 대상에 대한 미안한 마음, 용서를 비는 마음, 감사함, 상대를 사랑하는 마음을 느끼는 '미용고사' 연습을 반복하면 마음이 정화됩니다.

'미용고사'로 감정을 조절할 수 있다면, 감정 말고 '기분'은 또 다른 개념 아닌가요?

네, 감정이 순간적인 반응이라면 기분은 배경음악과 같습니다. 감정이 쌓여 만들어진 것이 기분이죠. 그래서 기분을 훈련하려면, 하루의 시작을 어떻게 여는지가 아주 중요합니다.

기분 운동에는 어떤 게 있나요?

대표적으로는 감사 일기, 긍정 확언 반복, 나를 칭찬하는 말 습관 그리고 걷기 명상이 있습니다. 특히 자연 속에서 걷기는 기분 회복과 DMN 강화에 탁월합니다.

명상도 감정 운동의 하나로 보시는 건가요?

네, 명상은 감정 운동의 핵심입니다. 단순히 눈을 감고 조용히 있는 것이 아니라 감정을 마주 보고, 떠오르는 감정을 흘려보내는 훈련입니다.

이건 뇌 과학으로도 증명됐죠?

그렇습니다. 명상을 꾸준히 하면 DMN의 연결성이 개선되고, 전전두엽과 해마의 기능이 강화됩니다. 결국 감정 운동은 뇌 운동이자 '마음 근육 키우기'입니다.

내용이 너무 좋네요! 마지막으로 '정서 운동 체크리스트'를 알려 주세요.

네, 오늘부터 하루에 하나씩 해 보세요.

- 아침에 감사 일기 세 줄

- 하루 감정 한 가지 돌아보기

- 자연 속 10분 걷기

- 감정 호흡법 3회

-자기 전 '오늘 나 칭찬 한 가지' 말하기

감정도, 기분도, 훈련하면 바뀝니다! 오늘부터 여러분의 뇌는 새로워질 수 있습니다.

감정 운동, 정서 운동은 곧 치매 예방이고, 뇌세포 재활입니다. 함께 실천해 봅시다!

38.
치매의 다양한 얼굴

불과 10여 년 전만 해도 치매라 하면, 대소변을 가리지 못할 정도로 정신이 없는 병이라고 생각했어요.

그렇죠. 그 정도는 이미 아주 많이 진행된 말기 치매입니다. 예전에 대가족으로 3대, 4대가 같이 살았죠. 이보다 덜 진행된 중기, 초기 치매는 손자나 증손자가 잘 돌봐드려 큰 문제가 없었죠. 그래서 이 정도의 치매는 노환으로 받아들인 거죠.

그럼 예전부터 노환이라고 생각했던 경우 중 일부는 사실 치매였을 수도 있겠네요?

그렇죠. 치매에 대한 인식이 예전보다 정확해졌지만 여전히 치매를 노환이라고 받아들이는 경우가 있습니다. 중기로 진행하면 혼자 사는 능력인 독거생활 능력이 떨어지므로 주변 사람이 치매라는 것을 알게 됩니다. 이보다 가벼운 초기 경우는 혼자서 그럭저럭 살 수 있어 여전히 나이 드셔서 나타나는 노환인 줄 아는 사람이 많아요. 초기는 자신과 가족을 위해 하던 생산적인 활동 능력이 떨어진 경우입니다. 직장 생활을 계속하기 어렵고, 가사를 원만하게 꾸릴 능력이 떨어집니다. 이런 치매 초기 환자가 주변에 의외로 많습니다.

치매 조기진단, 조기치료가 중요한데 놓치고 병을 키우고 있는 분이 많다는 이야기네요.

그렇습니다. 치매에 대한 인식이 예전보다 많이 정확해졌지만 여전히 문제는 있습니다. 나타나는 증상을 기준으로 치매다, 아니다로 생각하지만 치매의 본질은 뇌가 빠르게 나빠지는 병이라는 것입니다. 뇌가 빠르게 나빠지기 시작하는 것은 치매가 되기 오래전부터입니다. 이런 변화를 쉽게 이해하기 위해 알츠하이머 치매를 중심으로 이야기하겠습니다.

그러면 알츠하이머 치매의 초기가 진정한 초기가 아니라는 말이군요?

그렇습니다. 알츠하이머치매를 일으키는 원인병은, 머리가 나빠지는 알츠하이머병입니다. 이 알츠하이머병이 진행되어 알츠하이머 치매가 됩니다. 알츠하이머병 자체를 치매와 같은 병으로 봐야 합니다. 알츠하이머병 진행을 7단계로 나눌 수 있습니다.

- 알츠하이머 치매 초기는 알츠하이머병 진행 4단계
- 알츠하이머 치매 중기는 5단계
- 알츠하이머 치매 말기 전반은 6단계, 말기 후반은 7단계 진행 상태

알츠하이머 치매는 3, 4개의 얼굴을 보여주지만 실제로는 경도인지장애인 3단계, 주관적 인지저하인 2단계는 정상이거나 단순 건망증이 생기는 1단계가 있습니다. 이렇게 치매는 7가지 얼굴이 있습니다.

물론 치매 종류마다 다른 얼굴이 있고, 제가 말한 7가지 얼굴이 모두 적용되지는 않습니다. 치매가 되기 전에 다양한 얼굴인 특징적인 증상이 먼저 생깁니다.

결국 알츠하이머 치매 초기는 진정한 초기가 아닙니다. 알츠하이머병이 이미 4단계로 많이 진행된 병이죠. 진정한 조기는 무증상기부터 주관적 인지저하까지입니다.

이런 이유로 "치매가 아니다!"라는 진단의 정확성보다 뇌가 빠르게 나빠지고 있는가, 아닌가를 아는 것이 더 중

요하겠네요.

맞습니다. 뇌가 빠르게 나빠지는 것을 너무 걱정할 필요는 없습니다. 기억력이나 머리가 많이 나빠진 느낌이 들어도 반드시 치매가 되는 것이 아니고, 또 치매가 된다고 해도 오랜 시간이 걸리기 때문입니다.

다만 머리는 빠르게 나빠지기 시작한 것입니다. 이때 치매 예방 노력을 일찍, 적극적으로 하는 것이 중요합니다.

다른 종류의 치매가 생기면서 보이는 얼굴, 즉 전조증상을 알려 주세요.

혈관성 치매는 뇌 혈액 순환장애로 뇌 기능이 나빠진 증상이 먼저 생길 수 있습니다. 우울증, 뇌 안개 증상, 어지럼, 피로, 사고의 지연, 행동의 둔화 등이 먼저 나타날 수 있습니다.

레비소체 치매는 렘 수면 행동장애, 후각 저하가 치매 전에 먼저 생깁니다. 치매 초기에 기억력 저하보다 환시가 나타날 수 있습니다.

파킨슨 치매는 파킨슨 증상이 먼저 생기고 인지력이 나빠지기 시작합니다.

전두측두엽 치매는 주로 45세에서 65세 사이의 젊은 나이에 시작하며, 성격과 행동 그리고 언어능력이 먼저 나빠집니다.

39.
잘 자는 사람이 치매를 이긴다

누가백활로 가기 위해 '수면의 중요성'을 알아보는 시간입니다. 나이가 들면 불면이 심해지는 경우가 많은데, 수면 부족이 오래 누적되면 치매가 되기 쉽다는 것이 사실이가요?

맞아요. 우리는 단순히 '자는 것'이라고 생각하지만 뇌는 잠자는 동안에도 엄청나게 바쁘게 일하고 있습니다. 수면이 부족하면 뇌가 썩는다는 표현도 괜한 말이 아닙니다.

잠을 줄여가며 열심히 일한다고 좋은 것은 아니네요?

그렇죠. 수면 부족으로 머리가 맑지 못한 상태에서 일하면 능률이 오르지 않죠. 간혹 잠을 적게 자도 졸리거나 생활하는 데 큰 문제가 없는 사람도 있습니다. 이런 사람도 충분히 잔 것과 비교하면 뇌가 빨리 약해질 수 있습니다.

열심히 일한 대표적인 인물로 레이건 대통령은 "나는 하루 4~5시간 자도 충분하다"라고 했으며 마거릿 대처 총리도 하루 4시간 정도 잠을 잤는데, 두 분 다 치매가 되셨습니다. 다른 원인이 있을 수 있지만 수면 부족이 치매 발병의 중요한 원인으로 작용했을 것으로 추정됩니다.

수면이 왜 그렇게 중요할까요? 그냥 피곤해서 쉬는 거 아닌가요?

아닙니다. 그 이상입니다. 수면은 뇌 건강에 결정적인 네 가지 기능을 수행합니다.

1. 기억을 정리한다.
2. 뇌의 노폐물을 배출한다.
3. 감정을 안정시킨다.
4. 신경세포의 회복 및 재생을 돕는다.

잠을 안 자면 이 기능들이 전부 약해지는 거네요?

그렇습니다. 특히 뇌에 노폐물이 쌓이면 알츠하이머 치매의 발병 위험이 크게 증가합니다.

뇌에는 노폐물을 제거하는 임파시스템이 없습니다. 잠

을 자면 뇌세포의 전기적 흥분이 정리되면서 동시에 뇌
세포의 부종이 가라앉으면서 혈관과 뇌세포들 사이에
틈새가 생기고, 혈관의 박동과 크고 천천히 진동하는 서
파 뇌파의 진동에 의해 뇌척수액이 스며들면서 청소가
됩니다.

수면이 부족하면 졸리고, 피곤하고, 머리가 맑지 못하고,
짜증이 잘 나는 것이 머리의 컨디션이 좋지 않고, 뇌가
나빠지기 쉬운 상태라는 거군요?

그렇습니다. 머릿속의 전기적 흥분이 정리되지 않고 뇌
세포의 부종이 덜 제거된 상태입니다. 베타아밀로이드
가 덜 제거되어 많이 쌓여 있고, 활성 산소가 늘어나 뇌
가 산화 반응으로 약해지고, 만성 염증이 유발되어 뇌가
빠르게 약해집니다.

이게 전부 뇌가 수면을 통해 회복하지 못해서 생기는 거
군요.

맞습니다. 그리고 중년 이후 수면 부족은 치매를 1.5~2
배 이상 높이는 위험 요인이죠.

잠이 들고 깨는 이유가 무엇인가요?

잠을 자고 깨는 건 단순한 일이 아닙니다. 우리 뇌에는
'수면 스위치 역할을 하는 구조들'이 존재합니다. 대표적
으로 숨골의 연수에 망상활성계가 있습니다. 이곳에서

대뇌로 아세틸콜린, 도파민, 노르에피네프린, 히스타민
등을 내보내면서 뇌를 깨우는 거죠.

그리고 그 반대 작용으로 시상하부가 GABA를 분비해
이 각성 시스템을 억제하며 잠들게 합니다. 이게 바로 수
면-각성의 스위치 시스템입니다. 문제는, 이 스위치가
고장 나면… 잠이 안 오는 거죠.

수면을 유도하는 물질로는 멜라토닌이 가장 유명하죠?
그 외에도 중요한 물질들이 있다면서요?

맞습니다. 밤이 되면 시상하부가 송과체를 자극해 멜라
토닌을 분비시키죠. 멜라토닌은 밤에 많이 분비되어 잠
을 자게하는 물질입니다.

그리고 아데노신이 있습니다. 몸이 활동하면서 에너지
물질인 ATP를 쓰면 ADP, AMP를 거쳐 아데노신이
만들어지는데, 활동을 충분히 하면 아데노신이 많이
쌓이고 이게 뇌에 '자라'는 신호를 줍니다. 또 GABA는
뇌의 과잉 흥분을 억제해 우리를 이완시키고 잠들게
합니다.

이게 바로 '잠들 준비 완료' 신호입니다. 하지만 빛, 스마
트폰, 스트레스가 멜라토닌을 억제하면? 당연히 불면이
생깁니다.

그럼 반대로, 잠을 방해하는 물질이나 구조도 있겠네요?

네, 대표적인 게 오렉신과 히스타민입니다. 그리고 도파민은 뇌를 깨어 있게 만들고 보상 회로를 자극하죠. 스트레스를 많이 받거나, 긴장 상태가 계속되면 도파민과 노르에피네프린, 오렉신이 계속 분비돼 '잠들고 싶어도 깨어 있게' 만듭니다.

불면은 단순히 '피곤해서 잠이 안 오는 것'이 아니라 뇌 안의 스위치와 화학물질의 균형이 무너져 생기는 문제군요.

맞습니다. 그래서 잠을 잘 자기 위해선 규칙적인 생활 리듬과 빛과 스마트폰 조절로 밤낮이 밤낮 다워야 하고, 열심히 활동하여 적당히 피곤해야 하며, 스트레스를 해소하는 몸과 마음의 이완이 필요합니다.

나이가 들어서 멜라토닌이 부족한 사람도 많은데, 잘 자는 사람도 있지 않나요?

그렇습니다. 50대 이후 송과체가 석회화되고 60대 이후 멜라토닌 분비가 급격히 감소합니다. 멜라토닌은 주로 '수면 타이밍'을 맞추는 역할이고, 수면 유도나 지속을 담당하는 주축은 아데노신, GABA 등입니다. 따라서 멜라토닌 분비가 없어도 다른 회로가 작동하면 충분히 정상 수면이 가능합니다.

나이 들면 수면 시간이 줄고, 자주 깨는 건 자연스러운 현상인가요?

부분적으로는 그렇지만 깊은 수면(3단계 수면)이 줄어드는 게 문제입니다. 깊은 수면은 뇌를 '청소'하는 시간인데, 이 단계가 부족하면 노폐물 축적이 일어나죠.

이때 필요한 건 수면제보다는 자연스러운 회복 아닌가요?

네. 수면 유도는 약보다 생활 리듬, 운동, 명상, 한약 등 통합적 접근이 중요합니다. 고령자는 수면제나 수면 유도제를 가급적 최소 용량, 단기간 사용해야 하며 먼저 비약물요법을 하면서 멜라토닌계 약물을 쓸 수 있습니다. 비약물적 요법으로는 낮 시간의 운동, 일광 노출을 권장합니다. 수면제보다 '불면의 원인 교정'이 핵심입니다.

수면의 질을 높이기 위해서는 어떤 습관이 도움될까요?

이렇게 해 보세요.

1. 아침 8시 이전 일어나 아침 햇빛 15분 쬐기 (생체시계 초기화)

2. 점심 이후 낮잠은 20분 이내

3. 오후 운동 혹은 가벼운 산책 (체온 조절)

4. 자기 전 스마트폰은 침실 밖에 두어 블루라이트 차단

5. 10시 이후 말 적게 하기 (두뇌 흥분 방지)

6. '수면일지'로 수면 패턴 체크하기

7. 감정 정리 일기를 쓰고 자기 전 심호흡 명상

이 내용은 모든 연령대, 특히 중장년층에게 꼭 필요한 내용이네요.

맞습니다. 뇌는 잠자는 동안 재건축됩니다. 수면은 치매 예방을 위한 가장 간단한 약이자, 뇌세포재활의 시작입니다.

40.
만성 미세염증이
치매와 암의 원인이 된다

누가백활로 가기 위해 꼭 알아야 할 '염증의 정체'를 파헤쳐 보겠습니다! 원장님, 염증이 무엇인가요?

염증은 몸을 지키기 위한 방어반응입니다. 예를 들어, 상처가 나거나 세균이 들어오면, 면역세포들이 몰려와서 싸우고, 회복시키는 과정이죠.

그럼 꼭 나쁜 건 아니네요?

맞습니다. 문제는 염증 반응이 불쾌한데 이게 '심하게' 또는 '오래' 일어날 때예요. 과도한 급성 염증의 대표가 폐렴과 패혈증으로 생명을 위협할 수 있고, 류마티스관절염이나 아토피 등 만성으로 지속될 수 있기 때문에, 많은 분이 '염증이 몸에 나쁘다는 것'은 알지만 치매, 당뇨, 암, 우울증의 발병까지 연결된다는 걸 잘 모르세요.

우리가 아는 치매, 당뇨, 암, 우울증 같은 병이 염증과 연결된다는 것이 놀랍네요. 그러면 염증에도 종류가 있다는 것인가요?

염증은 크게 급성 염증과 만성 염증으로 구별할 수 있습니다. 기간으로 보면 보통 급성 염증은 2주 이내, 아급성은 2주에서 6주 정도, 만성 염증은 수개월에서 수년 동안 지속 가능합니다.

급성 염증과 만성 염증의 차이가 무엇인가요?

급성 염증이 생기면 다섯 가지 징후가 나타나는데요. 첫째가 발적, 둘째가 부종, 셋째가 통증과 압통, 넷째가 발열, 다섯째가 기능 저하입니다. 감염과 손상이 주된 원인입니다.

만성 염증은 감염, 자가면역, 환경 독소 등의 원인에 의해 생깁니다. 감염이 오래되어 급성 염증보다는 염증이 약해진 경우와 자가면역 질환이 심한 경우, 통증과 열감, 피로, 부기 등 뚜렷한 증상이 나타납니다.

만성 염증은 무엇인가요?

자가면역이 약해지거나 환경 독소로 인한 경우, 만성 미세염증이 될 수 있습니다. 만성 미세염증은 세포 수준의 경미한 염증 반응입니다.

통증, 열감, 피로, 부기 등 염증의 뚜렷한 증상이 나타나

지 않지만 피로·불면·우울증 같은 기분장애가 생기거나
체중 증가와 감소, 각종 자가면역 질환, 심혈관 질환, 염
증성 장 질환, 폐 질환, 당뇨병, 신경퇴행성 질환으로 나
타날 수 있으며 전체 사망의 절반 이상을 차지합니다.

염증이 생기는 이유는 무엇인가요?

급성 염증은 주로 손상과 세균 감염이며, 만성 염증은
감염이 오래된 경우도 있지만 잘못된 식습관, 생활 습관
이나 만성 스트레스, 독소 노출, 환경적 요인이 대부분
입니다.

예를 들면 단순 당, 트랜스지방, 짠 음식, 신체 활동 부
족, 과도한 복부 비만, 수면 장애, 유해 물질 독소 노출,
흡연, 과음 등입니다.

만성 미세염증이 만성 염증과 다른 점이 무엇일까요?

좋은 질문입니다. 만성 미세염증은 만성 염증의 한 형태
입니다. 굳이 구별한다면, 만성 염증은 감염, 자가면역,
환경 독소 등의 원인에 의한 명확한 염증 반응으로 통증,
열감, 피로, 부기 등 뚜렷한 증상이 나타나는 데 비해 미
세염증은 고열량 음식, 고지방 음식, 스트레스, 노화, 수
면 부족 등에 의해 발생하는 미약한 염증 반응으로 자각
증상이 거의 없습니다.

만성 염증은 류마티스 관절염, 지방간, 염증성 장 질환

등으로 진단이 가능하나 미세염증은 시상하부나 해마와 같은 뇌 조직, 지방 조직, 혈관 내피 등의 세포 수준의 염증으로 진단도 어렵습니다. 오래 지속되면 빠른 노화, 치매, 파킨슨, 심혈관 질환, 암 등 치명적인 병이 될 수도 있습니다.

그럼 만성 미세염증이 구체적으로 어떤 병과 연결되나요?

엄청 많습니다.

- 치매(알츠하이머): 뇌 속 염증이 신경세포를 파괴
- 당뇨병: 인슐린 저항성 증가
- 심혈관 질환: 혈관 벽에 염증이 생겨 동맥경화
- 우울증: 뇌 염증이 감정 조절을 방해
- 암: 세포 복구보다 파괴가 많아지면서 돌연변이 발생
- 관절염: 관절 조직을 만성적으로 손상

말 그대로 '모든 병의 뿌리'군요? 그럼 우리 몸에 염증이 있는지 어떻게 알 수 있죠?

그래서 건강 검진할 때 '일반혈액검사' '고민감도 C 반응단백'과 'ESR(적혈구 침강속도)' 같은 '염증 수치' 검사를 해 보는 것이 좋습니다. 그 외에 자가 징후도 있습니다.

- 아침에 뻣뻣하다.

- 입이나 눈이 마른다.

- 피부 트러블이 잦다.

- 항상 피곤하다.

- 집중력이 떨어진다.

- 우울하다.

저 3개 이상 해당되는데요…?

그럼 생활 속 염증 줄이기를 꼭 시작하셔야죠! 생활 속에서 염증을 키우는 대표적인 것들이 있습니다. 가공식품, 설탕, 트렌스지방, 수면 부족, 만성 스트레스, 운동 부족, 장누수증후군 등입니다.

현대인의 일상 자체가 염증 공장처럼 느껴져요.

염증을 억제하는 다섯 가지 습관, 기억하시면 됩니다.

1. 항염 식단: 채소, 등푸른생선, 발효식품, 올리브오일

2. 아연·마그네슘·오메가-3 보충

3. 매일 햇빛 30분+걷기 30분

4. 밤 10시 전 수면, 기상 시간 고정

5. 감사 일기, 명상을 통해 마음의 염증 줄이기

특히 마지막이 좋네요. 몸도, 마음도 연결돼 있으니까요.

네. 염증은 몸에 생긴 불, 마음으로도 끌 수 있다고 말할 수 있죠.

모두 내 몸에 만성 미세염증이 있는지 꼭 돌아보시고요. 하나씩 생활을 바꿔보시면 진짜 몸이 달라지는 걸 체험하실 수 있을 겁니다.

내용 정리해 주시죠.

염증은 우리 몸이 손상이나 감염으로부터 회복하기 위한 정상 반응이지만 염증이 너무 심하거나 오래 지속되는 것이 문제입니다.

급성 염증은 쉽게 알 수 있지만 만성 염증 중에서도 미세염증은 자각 증상이 없거나, 염증의 전형적 증상과는 다르게 피로, 우울감, 집중력 저하 등 다른 증상으로 나타납니다.

염증이 있는지 잘 모르고 오래 지나면 치매, 암, 뇌졸중, 심근경색, 당뇨병 등 수많은 질병 발병을 촉진시키기 때문에 뚜렷한 질병 진단이 나오지 않아도 여러 가지 건강 문제가 있다면 미세염증에 대한 검사와 대책이 필요합니다.

특별한 약 없이도, 염증을 줄이면 노화는 늦춰지고, 뇌도 건강해지고, 삶이 활력을 되찾습니다. 오늘부터 내 몸의 불을 끄는 삶, 시작해 보시죠.

함께 100세까지 건강하게! 고맙습니다.

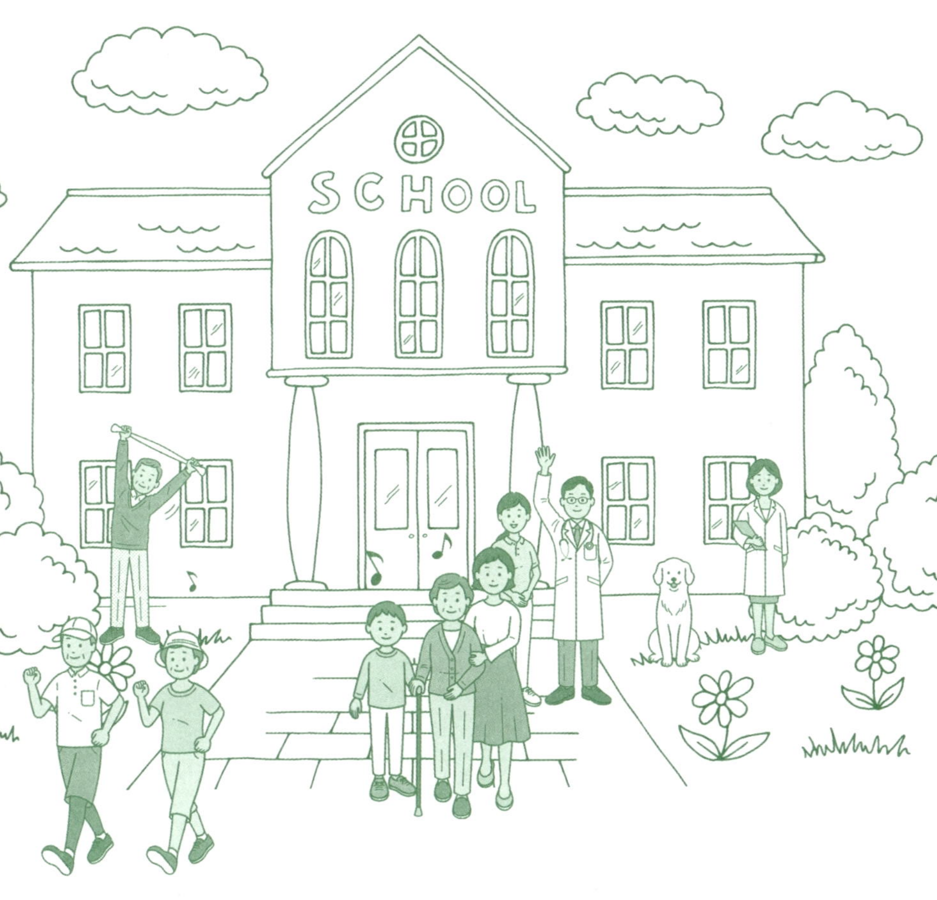
SCHOOL

치매 학교

초판 1쇄 인쇄 | 2025년 12월 23일
초판 1쇄 발행 | 2025년 12월 30일

지은이 | 김시효

펴낸이 | 최원교
펴낸곳 | 공감

등   록 | 1991년 1월 22일 제21-223호
주   소 | 서울시 송파구 마천로 113
전   화 | (02)448-9661 팩스 | (02)448-9663
홈페이지 | www.kunna.co.kr
E-mail | kunnabooks@naver.com

ISBN 978-89-6065-339-9 (03510)